Praxisleitlinien in Psychiatrie und Psychotherapie   Band 5

Behandlungsleitlinie **Affektive Erkrankungen**

Herausgeber
Deutsche Gesellschaft für Psychiatrie, Psychotherapie
und Nervenheilkunde (DGPPN)

Redaktionelle Verantwortung Praxisleitlinien
Prof. Dr. med. W. Gaebel (Düsseldorf),
DGPPN-Referat Qualitätssicherung
Prof. Dr. med. P. Falkai (Bonn)

Konsensuspanel
Behandlungsleitlinien Affektive Erkrankungen
Federführung
PD Dr. Dr. med. D. van Calker (Freiburg)
Prof. Dr. med. M. Berger (Freiburg)

Expertenkomitee
Prof. Dr. med. J. Aldenhoff (Kiel)
Prof. Dr. med. M. Berger (Freiburg)
PD Dr. Dr. med. D. van Calker (Freiburg)
PD Dr. med. Folkerts (Wilhelmshaven)
Prof. Dr. med. H. Freyberger (Greifswald/Stralsund)
Prof. Dr. E. W. Fünfgeld (Marburg)
Prof. Dr. med. M. Gastpar (Essen)
Prof. Dr. med. W. Greil (Kilchberg, Schweiz)
Dr. med. H. Grunze (München)
Prof. Dr. med. H.-J. Möller (München)
Dr. phil. E. Schramm (Freiburg)
PD Dr. rer. nat. R. Stieglitz (Freiburg)
Prof. Dr. Dr. med. J. Walden (Freiburg)
Dr. med. W. Wirtz (Viersen)
Prof. Dr. med. M. Wolfersdorf (Bayreuth)
PD Dr. med. H. P. Volz (Jena)

Beratung[1]
Prof. Dr. med M. Gastpar, Essen (Präsident)
Prof. Dr. med. W. Gaebel, Düsseldorf (Vizepräsident)
Prof. Dr. med. P. Falkai, Bonn (1. Schriftführer)
PD Dr. med. Banger, Essen (2. Schriftführer)
Dr. med. H. A. Paul, Kiel (Kassenführer)
Prof. Dr. med. M. Berger, Freiburg
  (Vertreter der Lehrstuhlinhaber für Psychiatrie)
Dr. med. N. Pörksen, Bielefeld
  (Vertreter der Krankenhauspsychiater)
Dr. med. H. Lorenzen, Hamburg
  (Vertreter der psychiatrischen Krankenhausabteilungen)
Dr. med. A. Barth-Stopik, Berlin
  (Vertreter der praktizierenden Nervenärzte)
Prof. Dr. med. O. Bael, Dresden (kooptiertes Mitglied)

---

[1] Mitglied des Vorstandes der DGPPN 1999/2000

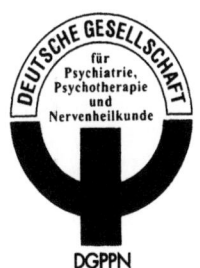 Deutsche Gesellschaft
für Psychiatrie,
Psychotherapie
und Nervenheilkunde
(Hrsg.)

Praxisleitlinien in Psychiatrie und Psychotherapie

Redaktion: W. Gaebel, P. Falkai

BAND 5
Behandlungsleitlinie
Affektive Erkrankungen

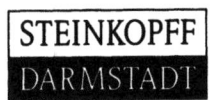 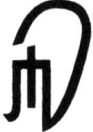

Deutsche Gesellschaft für Psychiatrie, Psychotherapie
und Nervenheilkunde - DGPPN

ISBN 978-3-7985-1196-5

Die Deutsche Bibliothek - CIP-Einheitsaufnahme
Deutsche Gesellschaft für Psychiatrie, Psychotherapie und Nervenheilkunde (Hrsg.):
Praxisleitlinien in Psychiatrie und Psychotherapie; Band 5: Behandlungsleitlinie
Affektive Erkrankungen.
ISBN 978-3-7985-1196-5   ISBN 978-3-642-57729-1 (eBook)
DOI 10.1007/978-3-642-57729-1

Dieses Werk ist urheberrechtlich geschützt. Die dadurch begründeten Rechte, insbesondere die der Übersetzung, des Nachdrucks, des Vortrags, der Entnahme von Abbildungen und Tabellen, der Funksendung, der Mikroverfilmung oder der Vervielfältigung auf anderen Wegen und der Speicherung in Datenverarbeitungsanlagen, bleiben, auch bei nur auszugsweiser Verwertung, vorbehalten. Eine Vervielfältigung dieses Werkes oder von Teilen dieses Werkes ist auch im Einzelfall nur in den Grenzen der gesetzlichen Bestimmungen des Urheberrechtsgesetzes der Bundesrepublik Deutschland vom 9. September 1965 in der jeweils geltenden Fassung zulässig. Sie ist grundsätzlich vergütungspflichtig. Zuwiderhandlungen unterliegen den Strafbestimmungen des Urheberrechtsgesetzes.

© Springer-Verlag Berlin Heidelberg 2000
Ursprünglich erschienen bei Steinkopff Verlag, Darmstadt 2000

Die Wiedergabe von Gebrauchsnamen, Handelsnamen, Warenbezeichnungen usw. in diesem Werk berechtigt auch ohne besondere Kennzeichnung nicht zu der Annahme, daß solche Namen im Sinne der Warenzeichen- und Markenschutz-Gesetzgebung als frei zu betrachten wären und daher von jedermann benutzt werden dürften.

Produkthaftung: Für Angaben über Dosierungsanweisungen und Applikationsformen kann vom Verlag keine Gewähr übernommen werden. Derartige Angaben müssen vom jeweiligen Anwender im Einzelfall anhand anderer Literaturstellen auf ihre Richtigkeit überprüft werden.

Redaktion: S. Ibkendanz   Herstellung: K. Schwind
Satz: K+V Fotosatz, Beerfelden

SPIN 10741983   85/7231-5 4 3 2 1 – Gedruckt auf säurefreiem Papier

Vorwort

Seit dem Erscheinen des 1. Bandes (Behandlungsleitlinie Schizophrenie) der *Praxisleitlinien in Psychiatrie und Psychotherapie* 1998 hat sich die Diskussion über die Notwendigkeit und Qualität von Leitlinien intensiviert. Leitlinien orientieren sich am Referenzbereich diagnostischer und therapeutischer Evidenz; sie sollen den Arzt nicht binden, drücken aber doch eine gewisse Verbindlichkeit aus. Sie müssen dem jeweiligen Stand des Wissens angepaßt werden und sollten sich – in Anlehnung an § 70 SGB V – auf das Ausreichende und Zweckmäßige beschränken, das Notwendige nicht überschreiten und den Kosten/Nutzen-Aspekt nicht außer Acht lassen.

Es gehört zu den genuinen Aufgaben der medizinisch-wissenschaftlichen Fachgesellschaften, Leitlinien zu entwickeln und ihren Praxistransfer zu gewährleisten. Um die Vielzahl – zum Teil von verschiedenen Organisationen – entwickelter Leitlinien in ihrer Qualität zu sichern und zu optimieren, hat die Ärztliche Zentralstelle Qualitätssicherung (AZQ) eine Clearingstelle eingerichtet. Die entwickelte Checkliste zur Beurteilung von Leitlinien stellt das formale Bewertungsinstrument dar (AZQ 1998). Mit Hilfe dieser Bearbeitungskriterien, die auch von der Arbeitsgemeinschaft Wissenschaftlich Medizinischer Fachgesellschaften (AWMF) anerkannt werden, können die von den zuständigen Fachgesellschaften entwickelten Leitlinien für spezielle Krankheitsbilder und Behandlungsformen auch selbst evaluiert werden.

Die Deutsche Gesellschaft für Psychiatrie, Psychotherapie und Nervenheilkunde (DGPPN) arbeitet intensiv an der Entwicklung des konzeptuellen und instrumentellen Rüstzeugs für die Einführung qualitätssichernder Maßnahmen in Psychiatrie und Psychotherapie.

Das 1993 gegründete Referat „Qualitätssicherung" bereitet wesentlich die Entwicklung von Praxisleitlinien
- zur Diagnostik und Therapie spezifischer Erkrankungen
- zur Durchführung spezieller Behandlungsformen sowie
- zur Indikation verschiedener Behandlungssettings

vor.

Sie beruhen auf empirischer Evidenz und Expertenkonsens und sollen dem praktisch Tätigen dazu dienen, Diagnostik und Therapie nach den Regeln der Kunst zu gestalten.

Mit der Behandlungsleitlinie „Affektive Erkrankungen" legt die DGPPN den 5. Band der Reihe *Praxisleitlinien in Psychiatrie und Psychotherapie* der Fachöffentlichkeit vor. Die Entwicklung von Leitlinien ist der erste Schritt, ihre Verbreitung, Implementierung und Evaluation sind weitere Schritte auf dem Weg zu einer Optimierung von Diagnostik und Therapie. Der vorliegenden Praxisleitlinie sei eine breite Resonanz beschieden, der in Gang gesetzte fachliche Diskurs sollte in geplanten künftigen Revisionen seinen Niederschlag finden.

Düsseldorf, Bonn im April 2000   W. Gaebel
                                      P. Falkai

Literatur

Bundesärztekammer, Kassenärztliche Bundesvereinigung: Beurteilungskriterien für Leitlinien in der medizinischen Versorgung. Dt Ärztebl 1997; 94: A-2154–2155, B-1622–1623, C-1754–1755

Vorwort

Grundidee bei der Entwicklung und Publikation von Behandlungsleitlinien ist, daß ärztliches Handeln idealerweise immer auf der Grundlage eines empirisch gesicherten Wissens erfolgen sollte („evidence based medicine"). In der Praxis erfolgt ärztliches Handeln aber häufig auf der Grundlage klinischer Erfahrung, die Raum für sehr subjektive Bewertungen läßt. Ergebnisse empirischer Studien, die modernen Qualitätsansprüchen genügen, stehen für viele Fragen des klinischen Alltags nicht zur Verfügung. Behandlungsleitlinien, die einen praktischen Wert haben sollen, können sich daher nicht ausschließlich auf den Bereich des empirisch völlig gesicherten Wissens beschränken. Sie sollten auch klinisch bewährte, aber noch unzureichend in randomisierten, kontrollierten Studien abgesicherte Maßnahmen einbeziehen, hierbei aber den Einfluß subjektiver Wertungen möglichst gering halten. Als geeigneter Weg hierfür wird der Expertenkonsens angesehen. Alle bislang entwickelten Leitlinien, einschließlich derjenigen für die Behandlung affektiver Erkrankungen (Anonymous 1985; American Psychiatric Association 1993, 1994; Frances et al. 1996, 1998; Bauer et al. 1999), beruhen daher zu einem Großteil auf Expertenkonsens, wobei sowohl die Methoden der Konsensentwicklung als auch Art und Umfang des herangezogenen Expertenpanels je nach Zielgruppe der Leitlinien starke Unterschiede aufweisen.

Die Entwicklung der hier vorgelegten Behandlungsleitlinie „Affektive Erkrankungen" folgte dem schon bei der Leitlinie „Schizophrenie" eingeschlagenen Mittelweg zwischen den reinen Empfehlungen einer Expertengruppe und dem streng formalisierten Vorgehen mittels Konsensus- bzw. Delphikonferenz oder des nominalen Gruppenprozesses (Ellis & Whittington 1993; AWMF 1995). Ein erster Entwurf einer Expertengruppe des Referats Qualitätssicherung der DGPPN wurde auf dem Kongreß der DGPPN am 17. 9. 1996 in Düsseldorf in einer Konsensuskonferenz beraten. Die aufgrund der Ergebnisse dieser Konferenz umfassend überarbeitete Version wurde anschließend dem eingangs aufgelisteten Expertenpanel erneut zur Stellungnahme zugeleitet. Die daraus entstandene revidierte Fassung wurde schließlich vom Vorstand der DGPPN verabschiedet.

Sowohl Ergebnisse randomisierter, kontrollierter Studien als auch Expertenkonsens beschreiben nur das über eine große Patientenzahl gemittelt erfolgversprechendste Vorgehen. Die hieraus entwickelten Leitlinien können daher den behandelnden Therapeuten weder von seiner Verpflichtung zur Behandlung nach individueller Würdigung des Einzelfalles entbinden noch ihm eine bestimmte Behandlung vorschreiben. Sie stellen ihm aber ein Referenzsystem zur Verfügung, an dem er sein individuelles therapeutisches Handeln überprüfen und ausrichten kann.

Literatur

Anonymous (1985) NIMH/NIH Consensus Development Conference Statement: Mood Disorders: Pharmacologic Prevention of Recurrences. Am J Psychiatry 142: 469–476.

American Psychiatric Association (1993) Practice Guidelines for Major Depressive Disorder in Adults. Am J Psychiatry 150 (suppl): 1–26.

American Psychiatric Association (1994): Practice Guidelines for the Treatment of Patients with Bipolar Disorder. Am J Psychiatry 151 (suppl): 1–36.

Arbeitsgemeinschaft Wissenschaftlicher Medizinischer Fachgesellschaften (AWMF) (1995) Protokoll der AWMF-Konferenz „Leitlinien", 4. 10. 1995, Hamburg. Geschäftsstelle Moorenstr. 5, Geb. 15. 12 (Heinrich-Heine-Universität), D-40225 Düsseldorf.

Bauer MS, Callahan AM, Jampala C, Petty F, Sajatovic M, Schaefer V, Wittlin B, Powell BJ (1999) Clinical Practice Guidelines for Bipolar Disorder from the Department of Veterans Affairs. J Clin Psychiatry 60: 9–21.

Ellis R, Whittington D (1993) Quality Assurance in Health Care. A Handbook. Edward Arnold, London, Melbourne, Auckland.

Frances AJ, Docherty JP, Kahn DA (1996) The expert Consensus Guideline Series: Treatment of Bipolar Disorder. J Clin Psychiatry 57 (suppl 12A): 1–88.

Frances AJ, Kahn DA, Carpenter D, Docherty JP, Donova SL (1998) The Expert Consensus Guidelines for Treating Depression in Bipolar Disorder. J Clin Psychiatry 59 (suppl 4): 73–79.

Inhaltsverzeichnis

A. Langversion der Behandlungsleitlinie Affektive Erkrankungen

1	Grundlagen	3
1.1	Einleitung, Begriffsbestimmung	3
1.2	Epidemiologie	4
1.3	Verlauf und Prognose	6
1.3.1	Verlauf	6
1.3.2	Prognose	7
1.4	Ätiopathogenetisches Grundkonzept	7
2	**Diagnostik und Klassifikation**	9
2.1	Symptomatik und Diagnosestellung gemäß ICD-10	9
2.2	Differentialdiagnostische Abgrenzung	18
2.2.1	Andere psychische Störungen mit affektiver Symptomatik	18
2.2.2	Organische affektive Erkrankungen	18
2.3	Zusatzuntersuchungen	18
2.3.1	Ersterkrankungen	19
2.3.2	Wiedererkrankungen	19
3	**Behandlung**	20
3.1	Allgemeine Behandlungsprinzipien	20
3.2	Behandlungsphasen	21
3.3	Phasenspezifische Behandlungsziele	22
3.4	Therapeutische Prinzipien	23
3.4.1	Behandlungsinstitutionen	24
3.4.2	Suizidalität	25
3.5	Behandlung depressiver Störungen	29
3.5.1	Wahl des geeigneten Therapieverfahrens	29

3.5.2	Pharmakotherapie	30
3.5.2.1	Art und Indikation von Antidepressiva	31
3.5.2.2	Kontraindikationen	33
3.5.2.3	Unerwünschte Arzneimittelwirkungen (UAW) und Medikamenteninteraktionen	34
3.5.2.4	Applikation und Dosierung	35
3.5.2.5	Behandlung von speziellen Subtypen depressiver Störungen	35
3.5.2.6	Behandlung einer depressiven Episode im Rahmen einer bipolaren affektiven Erkrankung (bipolare Depression)	41
3.5.2.7	Überprüfung des Therapieerfolges	41
3.5.2.8	Vorgehen bei Behandlungsversagen (Therapieresistenz)	42
3.5.2.9	Übergang zur Erhaltungstherapie	43
3.5.3	Andere somatische Behandlungsverfahren	44
3.5.4	Psychotherapeutische Behandlung	44
3.5.4.1	Psychotherapeutische Basisbehandlung	45
3.5.4.2	Spezifische Psychotherapieverfahren	45
3.5.5	Soziotherapeutische Maßnahmen bei depressiven Störungen	61
3.5.6	Rezidivprophylaxe bei rezidivierenden depressiven Störungen	62
3.6	Behandlung manischer Episoden	64
3.6.1	Wahl des Therapieverfahrens	64
3.6.2	Pharmakotherapie	65
3.6.2.1	Art und Indikation	65
3.6.2.2	Kontraindikationen	67
3.6.2.3	Unerwünschte Begleitwirkungen	69
3.6.2.4	Applikation und Dosierung	71
3.6.2.5	Vorgehen bei Behandlungsversagen	72
3.6.2.6	Kombinationen und Wechselwirkungen	72
3.6.2.7	Therapiekontrolle	73
3.6.3	Andere somatische Behandlungsverfahren	75
3.6.4	Erhaltungstherapie und Rezidivprophylaxe bei bipolaren Störungen	75
3.6.5	Psychotherapie bei bipolaren Störungen	78

B. Kurzversion der Behandlungsleitlinie Affektive Erkrankungen

1. Leitlinie 1: Grundlagen 81
2. Leitlinie 2: Diagnostik nach ICD-10 81
3. Leitlinie 3: Differentialdiagnostik 81
4. Leitlinie 4: Zusatzuntersuchungen 82
5. Leitlinie 5: Allgemeine Therapieprinzipien 83
6. Leitlinie 6: Krankheitsphase und Behandlungsziele 84
7. Leitlinie 7: Behandlungsinstitutionen .. 85
8. Leitlinie 8: Wahl eines geeigneten Behandlungsverfahrens bei depressiver Störung 85
9 a. Leitlinie 9 a: Pharmakotherapie unipolarer depressiver Störungen, Akuttherapie 86
9 b. Leitlinie 9 b: Pharmakotherapie einer depressiven Episode im Rahmen einer bipolaren Störung (bipolare Depression) 87
9 c. Leitlinie 9 c: Pharmakotherapie unipolarer depressiver Störungen: Vorgehen bei Behandlungsversagen 87
9 d. Leitlinie 9 d: Pharmakotherapie spezieller Subtypen der Depression 88
9 e. Leitlinie 9 e: Pharmakotherapie unipolarer depressiver Störungen: Erhaltungstherapie und Rezidivprophylaxe 88

10.	Leitlinie 10: Andere somatische Behandlungsverfahren bei affektiven Erkrankungen	88
11.	Leitlinie 11: Psychotherapie bei depressiven Störungen	89
12.	Leitlinie 12: Soziotherapie bei affektiven Erkrankungen	89
13.	Leitlinie 13: Behandlung manischer Episoden: Wahl des Therapieverfahrens	90
14.	Leitlinie 14: Behandlung manischer Episoden: Pharmakotherapie	90
15.	Leitlinie 15: Pharmakotherapie: Stimmungsstabilisierer – relative Kontraindikationen	91
16.	Leitlinie 16: Pharmakotherapie: Stimmungsstabilisierer – Nebenwirkungen	91
17.	Leitlinie 17: Pharmakotherapie: Stimmungsstabilisierer/ Applikation und Dosierung	92
18.	Leitlinie 18: Pharmakotherapie: Stimmungsstabilisierer – Therapiekontrolle	93
19.	Leitlinie 19: Erhaltungstherapie und Rezidivprophylaxe bei bipolaren Störungen	93

C. Algorithmen der Behandlungsleitlinie Affektive Erkrankungen

Algorithmus C1: Diagnose depressiver Episoden .. 97

Algorithmus C2: Diagnostik (hypo)manischer Episoden 98

Algorithmus C3: Pharmakotherapie depressiver Episoden (bei bisher unipolarem Verlauf) 99

Algorithmus C4: Pharmakotherapie depressiver Episoden (bei bipolarem Verlauf) . 100

Algorithmus C5: Pharmakotherapie manischer Episoden 101

Literaturverzeichnis 103

A. Langversion der Behandlungsleitlinie Affektive Erkrankungen

1 Grundlagen

1.1 Einleitung, Begriffsbestimmung

„Affektive Erkrankungen" („affective disorders" nach ICD-10 bzw. „mood disorders" nach DSM-IV) ist ein in den heute weltweit akzeptierten Diagnosesystemen ICD-10 und DSM-IV verwandter Oberbegriff für eine Gruppe psychischer Störungen, die bis vor kurzem auch als „affektive Psychosen" bezeichnet wurden, eine Sammelbezeichnung für die „unipolare endogene Depression" (oder „Melancholie") und die „bipolare Erkrankung" („Zyklothymie", historisch: „manisch-depressives Irresein"). Als Psychosen bzw. „mit psychotischen Symptomen" werden jetzt nur noch die Unterformen der depressiven oder manischen Episoden bezeichnet, die mit Wahnideen, Halluzinationen oder massiven Beeinträchtigungen des Realitätsbezuges einhergehen (vgl. Abschnitt 2.1). Zuweilen für Verwirrung sorgt die mit dieser neuen Nomenklatur eingeführte neue Definition des Begriffes „Zyklothymie". Während hierunter im deutschen Sprachraum bislang die bipolare Störung verstanden wurde, wird mit „Zyklothymia" im aktuellen Diagnoseschema nunmehr eine leichte, anhaltende Stimmungsinstabilität bezeichnet, mit zahlreichen Perioden leichter Depression und leicht gehobener Stimmung, die nicht die Diagnosekriterien (d.h. den Schweregrad) von depressiven bzw. manischen Episoden erfüllt. In den neuen Diagnosesystemen wurde auch die Unterscheidung zwischen „endogener" und „neurotischer" Depression aufgegeben, da diese eine ätiopathogenetische Unterscheidbarkeit impliziert, die sich durch wissenschaftlich-empirische Studien nicht verläßlich belegen ließ. Statt auf hypothetischen ätiopathogenetischen Modellen beruht die diagnostische Zuordnung in den modernen Klassifikationssystemen auf eindeutig festgelegten Kriterien, wie Schweregrad, Vorliegen melancholietypischer Symptome (ICD-10: „somatische Symptome") und Verlauf (Episodenhäufigkeit, Remission). Für die leichteren, gewöhnlich chronifizierten depressiven Störungen, die nicht die Kriterien einer depressiven Episode erfüllen und in etwa den früheren Diagnosen depressive Persönlichkeit und neurotische Depression entsprechen, wurde der neue Begriff „Dysthymia" (ICD-10) bzw. „dysthyme Störung" (DSM-IV) geprägt.

1.2 Epidemiologie

Prävalenz

Die Punktprävalenz (Anzahl der zu einem bestimmten Zeitpunkt als krank angetroffenen Personen) liegt für sämtliche depressive Störungen einschließlich leichterer Formen (Dysthymia, minor depression) bei über 10%, für schwere, behandlungsbedürftige Depressionen bei 2-7%, die Lebenszeitprävalenz (das Risiko, mindestens einmal im Leben zu erkranken) wird für die „major depression" auf 7-18% geschätzt. Wohl wegen des Zeitkriteriums von mindestens 2 Jahren (s. u.) ist die Dysthymia (Punktprävalenz 3%, Lebenszeitprävalenz 6%) etwas weniger häufig.

Bei ca. 1/5 der Patienten, die an depressiven Episoden erkranken, treten auch hypomanische, manische oder gemischte Episoden auf. Diese „bipolaren Störung" wird als eigenständige Erkrankung von der unipolaren Depression abgegrenzt. Sie wird, je nachdem ob volle manische Episoden oder nur hypomanische Episoden auftreten, in bipolar I und bipolar II unterteilt. Das Lebenszeitrisiko der bipolar I Störung beträgt etwa 1-2%, alle bipolaren Störungen zusammen haben eine Lebenszeitprävalenz von ca. 4%. Etwas weniger häufig (Lebenszeitprävalenzen 0,4-1%) ist die Zyklothymia (neue Definition, s.o.).

Krankheitsbeginn

Meist schon in jugendlichem Alter beginnen die leichteren Formen Dysthymia und Zyklothymia, die zur Chronifizierung neigen. Auch bipolare Störungen beginnen meist relativ früh, oft schon in der Adoleszenz oder in den ersten Jahren des dritten Lebensjahrzehnts. Die Erstmanifestation rein depressiver Erkrankungen liegt etwas später mit einem Häufigkeitsgipfel in der Mitte des dritten Lebensjahrzehnts, 50% der Erkrankungen treten bereits vor Erreichen des 40. Lebensjahres auf, nur 10% der Patienten erkranken erstmals nach dem 60. Lebensjahr.

Geschlechterverteilung
Frauen erkranken etwa doppelt so häufig an depressiven Störungen. Dies gilt aber nicht für die Dysthymia, die keine Geschlechtsdifferenz der Erkrankungswahrscheinlichkeit aufweist. Auch bipolare Störungen und Zyklothymia sind bei beiden Geschlechtern gleich häufig. Eine Sonderform der bipolaren Störung („rapid cycling", s. u.) tritt dagegen bei Frauen deutlich häufiger auf (vgl. Abschnitt 1.31).

Mortalität
Die Mortalität von Patienten mit affektiven Erkrankungen ist ca. dreimal so hoch wie die der Normalbevölkerung, bei bipolaren Patienten noch deutlich höher und bei Patienten mit vorangegangenen Suizidversuchen einhundertmal so hoch wie in der Normalbevölkerung. Nicht nur die Suizidmortalität ist erhöht (ca. 30 mal), sondern auch, aus nicht näher bekannten Gründen, die kardiovaskuläre Mortalität (in einer älteren Studie wird eine ca. achtfache Erhöhung im Vergleich zur Normalbevölkerung gefunden). Das Suizidrisiko bei stationär behandlungsbedürftigen, rezidivierend depressiven Patienten beträgt ca. 15%, bei bipolaren Patienten ist es möglicherweise noch höher (15–30%).

Komorbidität
Bei depressiven Störungen besteht besonders häufig (15–30% der Fälle) eine Komorbidität mit Angst- und Panikerkrankungen, die die Prognose bezüglich Therapieresistenz und Chronifizierung verschlechtert. Weitere häufige und prognostisch negative Komorbidität besteht mit Alkohol-, Medikamenten- und Drogenabhängigkeit (insbesondere bei bipolaren Störungen), Eßstörungen und Persönlichkeitsstörungen, insbesondere histrionische, narzistische und Borderline-Störungen sowie mit Zwangsstörungen.

1.3 Verlauf und Prognose

1.3.1 Verlauf

Der typische Verlauf affektiver Erkrankungen ist phasisch oder episodisch, d.h. Krankheitsphasen sind selbstlimitierend, klingen auch ohne therapeutische Maßnahmen ab. In 2/3 der Fälle von depressiven Erkrankungen sind die Phasen abgegrenzt durch Episoden völliger Gesundheit unterschiedlicher Dauer. Bei 1/3 der Fälle tritt eine lediglich partielle Besserung ein, maximal 15% bleiben schon nach der ersten Episode chronisch depressiv. Vor der Ära der Psychopharmakotherapie betrug die typische Dauer depressiver Episoden ca. 6-8 Monate, moderne Therapieverfahren haben diese Dauer wesentlich verkürzt. 15-20% der Fälle weisen aber auch heute noch eine Episodendauer von ≥12 Monaten auf.

Auch bei Patienten mit bipolaren Störungen kommt es zwischen den Krankheitsepisoden zur symptomatischen Remission, 20-30% der Patienten zeigen jedoch auch in den freien Intervallen Störungen im Sinne einer Stimmungslabilität bzw. Beeinträchtigungen im persönlichen oder beruflichen Bereich. Der Verlauf bipolarer Erkrankungen ist in der Regel schwerer als der unipolarer. Im Mittel kommt es zu acht manischen oder depressiven Phasen im Leben, wobei meist die depressiven überwiegen. Unipolare Manien sind extrem selten (5% aller affektiven Erkrankungen). 15-20% der Patienten entwickeln ein sog. „rapid cycling", d.h. vier oder mehr Episoden pro Jahr. 60-90% der „rapid cycling"-Fälle sind Frauen. Die von der Symptomausprägung her „leichten" affektiven Erkrankungen Dysthymia und Zyklothymia zeigen einen eher problematischen Verlauf. 10-25% der Dysthymien werden im Verlauf von einer „major depression" überlagert („double depression"), nach der in der Regel der Zustand chronischer Dysthymia wieder eintritt. Zyklothymien gehen in 15-50% in eine bipolare Störung über.

1.3.2 Prognose

Die Prognose einer einzelnen Episode einer Depression ist bezüglich einer Restitutio integrum gut, ebenso die einer Manie bei konsequenter Behandlung, falls es nicht zu suizidalen oder anderen selbst- oder fremdgefährdenden Handlungen kommt. Dies gilt jedoch nicht für den Langzeitverlauf der Erkrankung. Das Rückfallrisiko (Lebenszeit) beträgt (ohne Rezidivprophylaxe) bei einer ersten depressiven Episode 50%, bei schwereren Depressionen vom melancholischen Typus 75%. Das Rückfallrisiko nach einer manischen Phase ist höher als 80%. Die krankheitsbedingten psychosozialen Beeinträchtigungen in beinahe allen Lebensbereichen sind beträchtlich und scheinen bei einem erheblichen Anteil von Patienten auch die symptomatische klinische Remission noch um einige Jahre zu überdauern. Prognostisch ungünstig sind z.b. Komorbidität mit Substanzmißbrauch, Persönlichkeitsstörungen, Eßstörungen, Angst- und Zwangsstörungen, „double depression" und sonstige chronifizierte Verläufe. Wichtigster Prädiktor des Rückfall- und Wiedererkrankungsrisikos ist die Anzahl früherer Episoden.

1.4 Ätiopathogenetisches Grundkonzept

Zwillings- und Adoptionsstudien zeigen, daß die Vulnerabilität für affektive Erkrankungen in erheblichem Maße (etwa 50% für unipolare, >80% für bipolar I-Störungen) von hereditären Faktoren determiniert ist. Auslösefaktoren sind häufig psychosoziale Stressoren, so daß auch eine, z.T. sicher auch lerngeschichtlich bedingte, mangelnde Stressbewältigungskapazität („Coping") eine Rolle spielt. Dies ist der Grund für die empirisch gesicherte Wirksamkeit störungsspezifischer Psychotherapien bei affektiven Erkrankungen (zur näheren Diskussion vgl. Abschnitt 3.5.4). Als neurobiologische ätiopathogenetische Grundlagen werden Störungen in der Reagibilität des stressregulierenden neuroendokrinen Systems (Limbisches System/Hypothalamus/Hypophyse/Nebennierenrinde) vermutet, die sowohl Ursache als auch Wirkung von Störungen in der adaptiven Kapazität von limbischen Neurotransmittersystemen (Noradrenalin, Serotonin, Dopamin, Acetylcholin) sein könnten. Insbesondere bei bipolaren Störungen wurden in letzter Zeit als ursächlich auch Funktionsanomalien bei sog. Signaltransduktionssystemen diskutiert, die möglicherweise der Hauptangriffspunkt im Wirkungsmechanismus von stimmungstabilisierenden Medikamenten (Lithium, Valproat, Carbamazepin) sind. Eine nähere Diskussion der Ätiopathogenese affektiver Erkrankungen würde den Rahmen der hier vorgelegten Therapieleitlinien überschreiten (vgl. hierzu die Literatur im Anhang).

2 Diagnostik und Klassifikation

2.1 Symptomatik und Diagnosestellung gemäß ICD-10

Die Grundstörung psychischer Funktionen bei affektiven Erkrankungen betrifft v. a. die „Grundgestimmtheit" („mood"), nicht so sehr den Affekt im eigentlichen Sinne (Gefühlsaufwallung in emotionalen Ausnahmesitutationen, z. B. Trauer, Zorn, Panik). Insofern ist die Bezeichnung „affektive Erkrankungen" unpräzise und irreführend, der präzisere Begriff „Stimmungsstörung" („mood disorders") hat sich aber im deutschen Sprachraum nicht durchgesetzt. Die Richtung der pathologischen Auslenkung der Gestimmtheit definiert die vorliegende Krankheitsphase: (Depressive) Niedergestimmtheit verbunden mit gravierendem Interesseverlust und Freudlosigkeit und erhöhter Ermüdbarkeit bei der depressiven Episode (ICD-10) bzw. „Major depression" (DSM IV) und gehobene, expansive oder gereizte Stimmung verbunden mit erhöhter Aktivität bei der Manie. Zur genaueren Klassifikation werden weitere häufige Symptome herangezogen, deren Anzahl und Ausprägung den Schweregrad bestimmt (im DSM IV konsequenter als im ICD-10). Die zur Klassifikation und Diagnostik nach ICD-10 verwendeten Symptome und Regeln sind in den Tabellen 1–3 zusammengefaßt.

Das diagnostische Vorgehen bei V. a. affektive Erkrankung sollte folgende Schritte umfassen:

1. Das Vorliegen einer depressiven Störung sollte auch erwogen werden, wenn nur Klagen über unspezifische Beschwerden im Vordergrund stehen.

Depressive Patienten sind sich des Charakters ihrer Erkrankung als psychische Störung häufig nicht bewußt und konsul-

Tabelle 1. Symptomatik depressiver Episoden

Hauptsymptome (nach ICD 10)
- Depressive Stimmung (ungleich Trauer)
- Interessenverlust, Freudlosigkeit
- Antriebsmangel, erhöhte Ermüdbarkeit

Zusatzsymptome (nach ICD-10)
- Verminderte Konzentration und Aufmerksamkeit
- Vermindertes Selbstwertgefühl und Selbstvertrauen
- Gefühle von Schuld/Wertlosigkeit
- Negative und pessimistische Zukunftsperspektiven
- Suizidgedanken oder -handlungen
- Schlafstörungen
- verminderter Appetit

„Somatische" Symptome (nach ICD-10)
- Interessenverlust, Verlust der Freude an sonst angenehmen Tätigkeiten
- Mangelnde emotionale Reagibilität auf sonst freudige Ereignisse
- Frühmorgendliches Erwachen
- Morgendliches Stimmungstief
- Psychosomatische Hemmung oder Agitiertheit
- Deutlicher Appetitverlust
- Gewichtsverlust
- Deutlicher Libidoverlust

tieren den Arzt oft zunächst wegen unspezifischer Beschwerden, z. B.
- Schmerzen (z. B. Kopf- oder Bauchschmerzen)
- Schwäche, erhöhte Ermüdbarkeit, Energiemangel
- Apathie, Irritierbarkeit, Reizbarkeit, Angst
- Sexuelle Probleme
- Schlafstörungen
- Appetitverlust, Gewichtsabnahme.

Weitere Hinweise auf das Vorliegen einer depressiven Störung können z. B. sein:
- frühere depressive Episoden
- Depressive oder manische Störungen in der Familie
- Suizidalität
- Suchtprobleme

Tabelle 2. Diagnostik depressiver Störungen nach ICD-10

Depressive Episode
(Erste Episode: F32; im Rahmen eines bipolaren Verlaufs: F31; im Rahmen eines unipolaren Verlaufs: F33)
Leicht: 2 Hauptsymptome + 2 Zusatzsymptome
Mittelgradig: 2 Hauptsymptome + 3–4 Zusatzsymptome
Schwer: 3 Hauptsymptome + ≥4 Zusatzsymptome
jeweils Verlauf über ≥2 Wochen
Mit somatischen Symptomen: Vorhandensein von mindestens 4 „somatischen" Symptomen (vgl. Tabelle 1)
Schwer mit psychotischen Symptomen: zusätzliches Vorhandensein von Wahnideen (Versündigung, Verarmung) und/oder Halluzinationen, (z. B. anklagende Stimmen; Verwesungsgeruch, depressiver Stupor)

Anhaltende affektive Erkrankungen (F34)
Zyklothymie (F34.0)
(Anhaltende Stimmungsinstabilität mit zahlreichen Episoden leichter Depression und leicht gehobener Stimmung, die nicht die Schwerekriterien für manische (F30) oder depressive F32) Episoden erfüllen)
Dysthymia (F34.1)
(Chronische, gewöhnlich > 2 Jahre anhaltende, milde depressive Verstimmung, die nie oder nur selten („double Depression") die Schwerekriterien der depressiven Episode erfüllt

- Vorangegangene oder gegenwärtige belastende Lebensereignisse
- Chronische Belastungen.

2. Ausführliche Erhebung der gegenwärtigen Symptomatik unter Einbeziehung fremdanamnestischer Daten (Tabelle 1–3). Zur differentialdiagnostischen Abgrenzung der verschiedenen affektiven Erkrankungen und ihres Schweregrades sind insbesondere Informationen zu Dauer und Ausprägung der Symptome erforderlich.

3. Ausführliche psychiatrische Anamnese (möglichst auch Fremdanamnese) einschließlich der früheren und gegenwärtigen psychosozialen Situation des Patienten (Tabelle 4) (evtl. unter Verwendung eines „Episodenkalenders", vgl. Abb. 1).

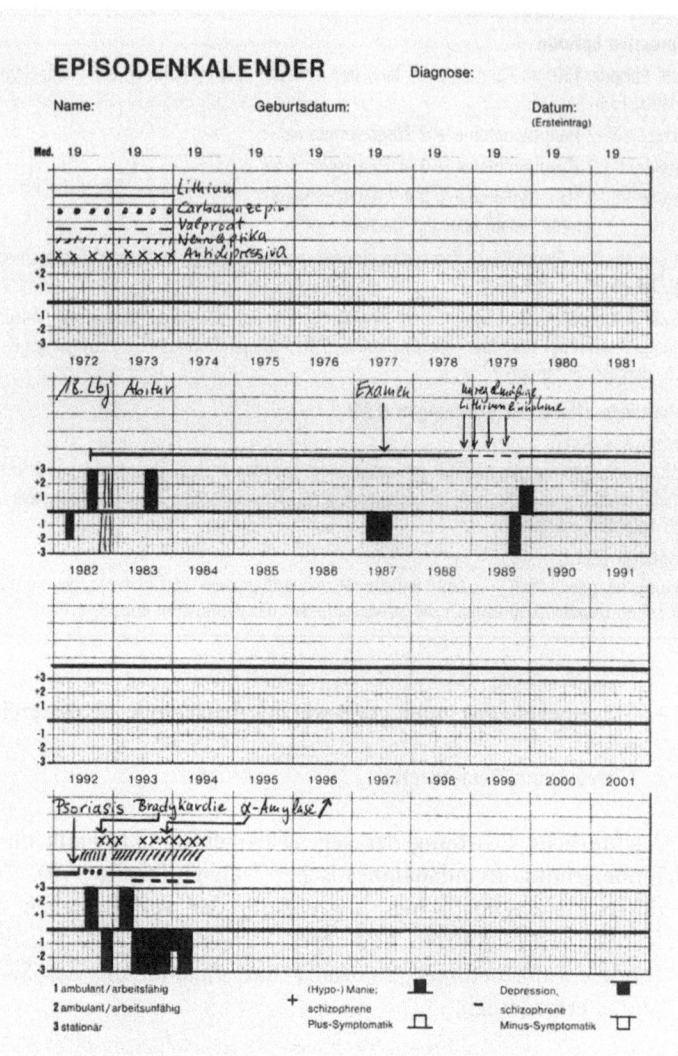

Abb. 1. *Episodenkalender* zur Dokumentation wichtiger anamnestischer Daten bei rezidivierenden affektiven Erkrankungen

Tabelle 3. Symptomatik und Diagnostik (hypo)manischer Episoden nach ICD-10

F30: erste Episode ohne vorangegangene manische, hypomanische oder depressive Episode;
F31: im Rahmen einer bipolaren Erkrankung (wenigstens 1 vorangegangene manische, hypomanische oder depressive Episode)

Hypomanie (F30.0, F31.0)
- anhaltende leicht gehobene Stimmung
- gesteigerter Antrieb und Aktivität
- Auffallendes Gefühl gesteigerten Wohlbefindens und körperlicher und seelischer Leistungsfähigkeit; häufig zusätzlich: gesteigerte Geselligkeit, Gesprächigkeit, Vertraulichkeit, Libidostörung, vermindertes Schlafbedürfnis

alternativ: Reizbarkeit, Selbstüberschätzung, „flegelhaftes" Verhalten statt Euphorie

Zeitkriterium: „einige Tage"
evtl. auch deutliche Beeinträchtigung der beruflichen oder sozialen Aktivitäten, aber nicht schwer oder vollständig (Manie)

Manie ohne psychotische Symptome (F30.1, F31.1)
- situationsinadäquat gehobene Stimmung
- vermehrter Antrieb, Überaktivität
- Rededrang
- vermindertes Schlafbedürfnis
- Verlust üblicher sozialer Hemmungen
- starke Ablenkbarkeit, Aufmerksamkeit kann nicht mehr aufrechterhalten werden
- Selbstüberschätzung, freie Äußerung von Größenideen und maßlosem Optimismus
- riskante Projekte, leichtsinnige Geldausgaben

alternativ: Stimmung gereizt und mißtrauisch statt euphorisch

Zeitkriterium: wenigstens 1 Woche

Manie mit psychotischen Symptomen (F30.2, F31.2)
- Selbstüberschätzung/Größenideen wahnhaften Ausmaßes
- Ideenflucht und Rededrang bis zur sprachlichen Unverständlichkeit
- evtl. Verfolgungswahn (als Resultat von gesteigerter Reizbarkeit/Mißtrauen
- Aggressivität/Gewalttätigkeit
- evtl. weitere synthyme oder parathyme psychotische Symptome (z.B. Wahngedanken, Halluzinationen)

Hier sollte bei depressiver Symptomatik insbesondere auch nach möglichen früheren manischen oder hypomanischen Syndromen gefragt werden (auch fremdanamnestisch) zur Identifizierung bipolarer Störungen, bei gegenwärtig manischer Symptomatik auch nach vergangenen depressiven Stö-

Tabelle 4. Anamneseerhebung bei affektiven Erkrankungen

- Phasenzahl, zeitlicher Verlauf
- Symptomatik (Polarität: depressiv oder (hypo)manisch; Suizidalität; psychotische Symptome; etc.)
- Begleitsymptomatik und Komorbidität (Angst-, Zwangsstörungen, Drogen- und Alkoholmißbrauch)
- Psychosoziale Beeinträchtigung (Arbeitsplatz, Ehe, etc.)
- Auslösende und aufrechterhaltende Bedingungen, besondere Problembereiche, Verlustereignisse, Rollenkonflikte, interpersonelle Defizite), aber auch protektive Bedingungen (Partnerschaft, Berufstätigkeit etc.)
- Befindlichkeit zwischen den Phasen („Double depression")
- Effektivität früherer Therapiemaßnahmen (Pharmako- und Psychotherapie)
- Bisherige Compliance

rungen. Ausführliche anamnestische Informationen sind vor allem auch notwendig bei der differentialdiagnostischen Abgrenzung gegenüber schizophreniformen Psychosen, Persönlichkeitsstörungen und Anpassungsstörungen.

4. Erhebung einer ausführlichen körperlichen Anamnese, möglichst auch Fremdanamnese einschließlich Medikamenten- und Drogenanamneses, körperliche Untersuchung einschließlich ggf. Labordiagnostik und apparativer Diagnostik zum Ausschluß bzw. zur Identifikation somatischer Ursachen der psychischen Symptomatik (Tabelle 5, 6).
Der notwendige Umfang der Labordiagnostik und apparativen Diagnostik (EKG, EEG, CCT) ist je nach Einzelfall, Vorgeschichte und klinischem Befund abzuwägen (vgl. Abschnitt 2.3).

5. Identifizierung evtl. vorhandener körperlicher Ursachen oder Auslöser der psychischen Symptomatik; Diagnosestellung (Tabelle 1–3).
Bei Vorhandensein einer körperlichen Erkrankung müssen 2 Fälle unterschieden werden:

Tabelle 5. Mögliche somatische Erkrankungen als Ursachen für depressive Störungen

Infektionskrankheiten, z. B.
- Viruspneumonie
- Mononukleose
- Influenza
- Bruzellose
- Typhus

Kardiovaskuläre und pulmonale Erkrankungen, z. B.
- Herzinsuffizienz
- Arrhythmien
- Chronisch obstruktive Bronchitis
- Schlaf-Apnoe

Neoplasmen, z. B.
- Pankreas-Carcinom
- Leukämien
- Hirntumore

Endokrinopathien, z. B.
- Hypothyreose
- Hyperthyreose
- Addison-Erkrankung
- Cushing-Syndrom
- Hyperparathyreoidismus
- Hypoparathyreoidismus
- Diabetes mellitus

Metabolische Störungen, z. B.
- Urämie
- Leberinsuffizienz
- Vitamin B_{12}-Mangel
- Folsäure-Mangel
- Morbus Wilson
- Hypoproteinämie
- Porphyrie

Gastrointestinale Erkrankungen, z. B.
- Pankreatitis
- Entzündliche Darmerkrankungen
- Morbus Whipple

Kollagenosen, z. B.
- Lupus erythematodes
- Polymyalgia rheumatika
- Panarteriitis nodosa

Hirnerkrankungen, z. B.
- Morbus Parkinson
- Enzephalomyelitis disseminata
- Alzheimer'sche Erkrankung
- Enzephalomalazie
- Epilepsie

Fall 1: Die körperliche Erkrankung oder ihre medikamentöse Behandlung ist die direkte Ursache der psychischen Symptomatik (z. B. Hypo- oder Hyperthyreodismus und andere endokrine Erkrankungen, Autoimmunerkrankungen wie Vaskulitis; Behandlung mit z. B. Tuberkulostatika, Antihypertensiva, Steroidhormone, vgl. Tabellen 5, 6). In diesem Fall ist die Diagnose einer organischen depressiven Störung (ICD-10: F06.32) bzw. organischen manischen (F06.30) bzw. bipolaren (F06.31) Störung zu stellen. Hier steht die Behandlung der körperlichen Erkrankung bzw. die Modifikation der Medikation im Vorder-

Tabelle 6. Medikamente und Drogen, die Depressionen bedingen können (modifiziert nach Soreft & McNeill, 1987).

Antihypertensiva
- Reserpin
- α-Methyldopa
- Propanolol (und andere hirngängige β-adrenerge Blocker)
- Prazosin
- Clonidin

Kardiaka und Antiarrhythmika
- Digitalis
- Lidocain
- Disopyramid
- Propranolol
- Metoprolol

Corticosteroide

Hormonpräparate
- Orale Kontrazeptiva
- Gestagen-haltige Präparate

Cimetidin

Antiglaukom-Medikamente

Indomethacin

Antibiotika
- Cycloserin
- Isoniazid (INH)
- Nalidixinsäure
- Gyrasehemmer

Disulfiram

Metabolische Störungen
- Vincristin
- Vinblastin

Cholinergika
- Physostigmin
- Takrin

Levodopa

Absetzen von
- Coffein
- Nikotin
- Amphetamine, Kokain
- Fenfluramin
- Barbiturate

Psychotrope Substanzen
- Benzodiazepine
- Chlorpromazin,
- andere aliphatische Phenothiazine

Alkohol

Andere
- Halothan
- Phenylephrin
- Antikonvulsiva
- Baclofen
- Pentazocin
- Morphin, andere Opiate

grund des Vorgehens. Die psychische Symptomatik wird evtl. zusätzlich behandelt.

Fall 2: Die körperliche Erkrankung ist nicht ursächlich für die affektive Störung, aber als psychologischer Faktor auslösend oder aufrechterhaltend für die psychische (meist depressive) Symptomatik. In diesem Fall sollte bei der Behandlung der psychischen Symptomatik insbesondere auch der Aufbau adäquater Bewältigungsmechanismen im Vordergrund stehen. Im Fall 2 sowie bei Fehlen relevanter körperlicher Erkrankungen erfolgt die Diagnose gemäß Tabellen 1-3.

6. Identifizierung evtl. vorhandener Komorbidität mit nicht-affektiven psychischen Störungen
Nicht-affektive Erkrankungen können als auslösender oder aufrechterhaltender Faktor insbesondere für depressive Störungen wirken (z.B. Substanzmißbrauch, Eßstörungen, Zwangsstörungen, Angststörungen, Persönlichkeitsstörungen), aber auch manische Episoden bzw. bipolare affektive Erkrankungen komplizieren (Substanzmißbrauch, Persönlichkeitsstörungen). Meist steht zunächst die Behandlung der affektiven Störung im Vordergrund. Falls eine depressive Störung im Rahmen einer schon länger unabhängig bestehenden Panikstörung auftritt, sollte beurteilt werden, welche Störung derzeit überwiegt und dann diese behandelt werden. Eine medikamentöse Behandlung der Depression sollte in diesem Falle möglichst mit einem Präparat erfolgen, von dem auch eine Wirksamkeit bei Panikstörungen erwiesen ist (vgl. Leitlinien der Pharmakotherapie). Eine medikamentöse Behandlung einer Depression bei gleichzeitig bestehender Zwangsstörung erfolgt sinnvollerweise durch ein Präparat, das bei beiden Störungen effektiv wirksam ist (z.B. Clomipramin oder SSRI, vgl. Leitlinien der Pharmakotherapie). Bei Komorbidität mit Persönlichkeitsstörungen empfehlen sich zusätzliche psychotherapeutische Maßnahmen. Generell besteht bezüglich der optimalen Behandlung bei Komorbidität noch deutlicher Forschungsbedarf.

2.2 Differentialdiagnostische Abgrenzung

2.2.1 Andere psychische Störungen mit affektiver Symptomatik

Problematisch ist vor allem die differentialdiagnostische Abgrenzung florider Manien mit psychotischer Symptomatik (insbesondere stimmungsinkongruenter wahnhafter Symptomatik) von Schizophrenien (F20) und akuten psychotischen Störungen (F21) sowie von der schizomanischen Störung (F25.0). Hier sind die anamnestischen Daten von besonderer Bedeutung. Depressive Syndrome finden sich auch z.B. bei schizophrenen Störungen (F20), Persönlichkeitsstörungen (F6) und Anpassungsstörungen (F43) insbesondere posttraumatische Balastungsstörung (F43.1) sowie im Rahmen schizodepressiver Episoden (F25.1) bei schizoaffektiven Störungen (F25). Die differentialdiagnostische Abgrenzung einer psychotischen Depression, insbesondere bei parathymer Symptomatik, von einer schizoaffektiven Störung, gegenwärtig depressiven Episode (F25.1) nach ICD-10 Kriterien ist hoch problematisch. Auch hier sind Anamnese und Verlauf entscheidend für die differentialdiagnostische Zuordnung.

2.2.2 Organisch affektive Erkrankungen

Sowohl depressive als auch manische Syndrome können als Symptom einer organischen Erkrankung auftreten (Tabelle 5) sowie auch als abnorme Reaktion auf Medikamente und Drogen (Tabelle 6).

2.3 Zusatzuntersuchungen

Somatische Zusatzuntersuchungen dienen dem Erkennen (evtl. spezifisch kausal behandelbarer) organischer Grunderkrankungen sowie dem Identifizieren evtl. Kontraindikationen für eine Pharmakotherapie der affektiven Störung.

2.3.1 Ersterkrankungen

Obligat:
- internistische und neurologische Untersuchung
- Differentialblutbild
- BSG
- Leberwerte
- Nierenwerte
- TSH.

Fakultativ:
- T3, T4 (bei auffälligem TSH)
- Lues-Serologie (bei entsprechendem Verdacht)
- HIV-Test (bei entsprechendem Verdacht)
- Drogenscreening (bei entsprechendem Verdacht)
- Liquor cerebrospinalis (v. a. bei diagnostisch unklaren Bildern)
- CCT (empfehlenswert bei allen Ersterkrankungen, v. a. bei diagnostisch unklaren Bildern)
- MRT (bei pathologischem CT-Befund oder zum Nachweis einer Pathologie, die nur im MRT erkennbar ist, z. B. Darstellung von Strukturen im Hirnstamm)
- EEG (zur Differentialdiagnose, bei Risikopersonen zu Beginn und zur Verlaufskontrolle einer Pharmakotherapie)
- EKG bei Risikopersonen und bei geplanter Behandlung mit trizyklischen Antidepressiva und/oder Neuroleptika
- Röntgenthorax (bei entsprechender Indikation, d. h. bei V. a. Lungenerkrankung).

2.3.2 Wiedererkrankungen

Bei einer Wiedererkrankung nach einem mehrere Jahre dauernden Intervall sollte eine komplette Untersuchung wie bei Ersterkrankungen durchgeführt werden, um eine neu aufgetretene organische Erkrankung als ursächlichen oder komplizierenden Faktor auszuschließen.

3 Behandlung

3.1 Allgemeine Behandlungsprinzipien

Behandlungsziele sind die möglichst rasche Remission der akuten Symptomatik sowie die Verhinderung von Rückfällen bzw. Wiedererkrankungen (zur Nomenklatur s. u. Abschnitt 3.2 „Behandlungsphasen"). Wesentliche Grundlage einer effektiven Behandlung ist die Planung und Integration aller Behandlungsschritte in einem Gesamtbehandlungsplan, der mit dem Patienten (und evtl. seinen Angehörigen) und den beteiligten Berufsgruppen (Ärzte, Psychotherapeuten, Pflegepersonal, Ergotherapeuten, Gestaltungstherapeuten, Musiktherapeuten, sozialpsychiatrische Dienste etc.) abzusprechen ist. Der Psychiater übernimmt die Rolle des „Case-Managements", und koordiniert die Durchführung des Behandlungsplanes. Dieses „psychiatrische Management" umfaßt insbesondere folgende Punkte, die in allen Phasen der Therapie (Akuttherapie, Erhaltungstherapie, Rezidivprophylaxe, s. u. Abschnitt 3.2) wesentlich sind:
- Aufbau und Aufrechterhaltung eines therapeutischen Bündnisses mit dem Patienten und seinen Angehörigen
- Information des Patienten und seiner Angehörigen über die Natur der psychischen Störungen und die Behandlungsmöglichkeiten
- Absprache eines Behandlungsplanes mit dem Patienten und seinen Angehörigen: Auswahl und Einigung auf bestimmte Behandlungsstrategien und der Therapieziele, Vermittlung eines Therapierationals
- Explizite Vermittlung von Hoffnung und Entlastung
- Förderung der Compliance
- Förderung eines geregelten Ruhe/Aktivitätsrhythmus

- Regelmäßige Kontrolluntersuchungen auf psychopathologischen Zustand und unerwünschte Begleitwirkungen
- Anpassung oder Veränderung der Behandlung bei nicht- oder nur partiell eintretendem Therapieerfolg oder nichttolierbaren Nebenwirkungen
- Aufbau adäquater Bewältigungsmechanismen für die psychosozialen Folgen der Störung
- Frühes Erkennen drohender Verschlimmerung bzw. neuer Episoden anhand von Frühwarnzeichen; Entwicklung und Festlegung von Bewältigungsstrategien
- Verhinderung krankheitsbedingter inadäquater überstürzter Wünsche nach Veränderung der Lebenssituation.

3.2 Behandlungsphasen

Die Behandlung von affektiven Erkrankungen umfaßt 3 Phasen (Abb. 2)
1. Akute Behandlung bis zur „Remission" der Symptome
2. Erhaltungstherapie mindestens 4–6 Monate zur Vorbeugung eines „Rückfalles". (Zur Problematik der Erhaltungstherapie

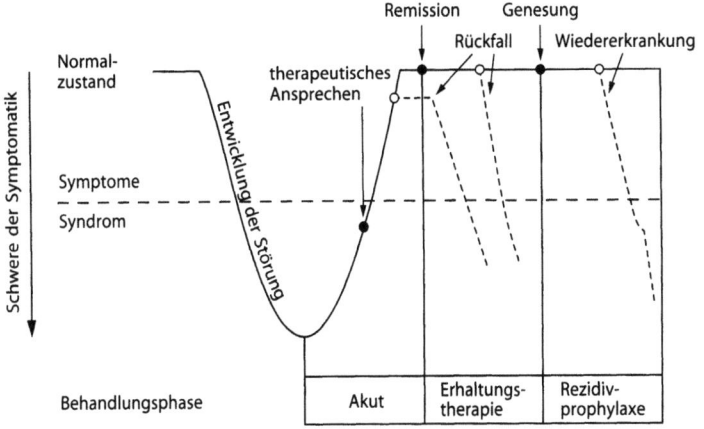

Abb. 2. Terminologie für Verlauf und Behandlung rezidivierender affektiver Erkrankungen

bei „bipolarer" Depression und depressiver Episode bei rapid cycling vgl. Abschnitt 3.5.2.9.),

3. Rezidivprophylaxe zur Verhinderung einer Wiedererkrankung bei Patienten mit einer rezidivierenden affektiven Störung (unipolar: nur depressive Episoden; bipolar: manische und depressive Episoden).

Unter „Remission" versteht man nach inzwischen allgemein akzeptierter Nomenklatur den Zeitpunkt (und eine anschließend relativ kurze zeitliche Periode von etwa 16–20 Wochen), in der ein Patient die Kriterien der Störung nicht mehr erfüllt und keine oder nur noch minimale Symptome der Störung, aber noch ein erhöhtes Rückfallrisiko (s. u.) aufweist. Diese „Remission" wird unterschieden vom Stadium der „Genesung" (oder „Wiederherstellung"), d. h. eine Symptomverbesserung vom Ausmaß einer Remission, die länger als z. B. 16–20 Wochen anhält. Unter „Rückfall" versteht man das Wiederauftreten der Symptome der Störung während der „Remission", aber vor der „Genesung". Unter „Wiedererkrankung" dagegen das erneute Auftreten der vollen Symptomatik der Störung (d. h. Auftreten einer neuen „Episode"), nachdem eine „Genesung" eingetreten ist. Bezüglich der Gültigkeit der Zeitdauer (hier 16–20 Wochen), die eine Remission anhalten muß, um als „Genesung" qualifiziert zu werden, besteht noch weiterer Forschungsbedarf (die WHO geht z. B. von sechs Monaten aus, andere Autoren halten eine noch längere Zeitspanne für gerechtfertigt). Die Zeitdauer bis zum Eintreten der Remission bestimmt die Dauer der Akuttherapie, die Dauer bis zum Eintreten der „Genesung" die Phase der Erhaltungstherapie, anschließend erfolgt die „Rezidivprophylaxe".

3.3 Phasenspezifische Behandlungsziele

Den verschiedenen Behandlungsphasen (s. Abschnitt 3.2) entsprechend liegt der Schwerpunkt der Behandlung auf folgenden Behandlungszielen:

In der Akutphase
- Etablierung einer therapeutischen Beziehung
- Aufklärung über Krankheits- und Behandlungskonzepte
- Sicherung der Compliance des Patienten und der Kooperation der Angehörigen
- Verhütung von Selbst- oder Fremdgefährdung
- Möglichst rasche Remission der depressiven oder manischen Symptomatik
- Einleitung flankierender soziotherapeutischer Maßnahmen.

In der Erhaltungstherapie
- Festigung der therapeutischen Beziehung
- Überwachung und Sicherung der Compliance des Patienten
- Sicherung und Fortführung der eingeleiteten soziotherapeutischen Maßnahmen
- Sicherung der Fortführung der pharmakotherapeutischen und/oder psychotherapeutischen Behandlung
- Befundkontrolle, Früherkennung drohender Rückfälle.

In der Rezidivprophylaxe
- Aufrechterhaltung der therapeutischen Beziehung
- Sicherung der Compliance bei rezidivprophylaktischer Medikation
- Befundkontrolle, Früherkennung drohender Wiedererkrankung, ggf. Frühintervention
- Aufrechterhaltung eines geregelten Ruhe/Aktivitätsrhythmus.

3.4 Therapeutische Prinzipien

Ausgehend von dem Diathese- (oder Vulnerabilitäts-) Streßmodell der Ätiopathogenese affektiver Erkrankungen beruht das therapeutische Vorgehen auf 2 Prinzipien:
1. Reduktion der biologischen und psychologischen (Lerngeschichte) Vulnerabilität durch Pharmakotherapie und Psychotherapie.

2. Reduktion von Stressoren durch Aufbau eines verbesserten „Coping"-Potentials sowie durch Verbesserung der psychosozialen Randbedingungen (Psychotherapie, Soziotherapie).

Die auf der Grundlage dieser Prinzipien erfolgenden spezifischen Maßnahmen werden je nach Behandlungsphase, Vorgeschichte und Schwere der Erkrankung eine unterschiedliche Gewichtung haben. In der Akutphase überwiegt bei schweren depressiven Episoden die Pharmakotherapie sowie der stützende und entlastende Anteil der psychotherapeutischen Basis-Behandlung. Nach eingetretener Teilremission bzw. bei mittelschwerer oder leichter Depression können zusätzlich spezifischere psychotherapeutische (Bearbeitung interpersoneller Probleme, kognitive Strategien) sowie soziotherapeutische Maßnahmen (Beziehungsaufbau, Arbeitsversuch) wesentlich werden.

3.4.1 Behandlungsinstitutionen

Das für die Behandlung geeignetste therapeutische „Setting" ergibt sich aus der Schwere der Symptomatik sowie den psychosozialen Umständen:
- Ambulante Behandlung sollte bei mittelschweren bis schweren Erkrankungsepisoden in der Regel durch den psychiatrischen Facharzt erfolgen. Die durchgeführten Maßnahmen und ihre Wirksamkeit sollten dokumentiert werden. Leichte bis mittelschwere Depressionen können auch durch den entsprechend vorgebildeten Hausarzt behandelt werden. Bei Therapieresistenz und/oder suizidaler Gefährdung sollte die Überweisung an den psychiatrischen Facharzt erfolgen, der die Weiterbehandlung übernimmt bzw. ggf. die stationäre Einweisung veranlaßt
- Stationäre Behandlung ist notwendig bei akuter oder drohender Eigen- bzw. Fremdgefährdung (hier notfalls auch gegen den Willen des Patienten nach Betreuungsgesetz oder dem länderspezifischen Unterbringungsgesetz), psychotischer Depression, Therapieresistenz unter ambulanten Bedingungen, bei

drohender Verwahrlosung durch mangelnde häusliche Pflegemöglichkeit, sowie bei behandlungsgefährdenden psychosozialen Problemen (z.B. akute Konfliktsituationen). Bei jeder manischen Phase relevanten Schweregrades ist die Indikation zur stationären Behandlung besonders sorgfältig zu prüfen, wegen der Gefahr erheblichen selbstschädigenden sozialen Verhaltens bzw. Fremdgefährdung durch risikoreiches Verhalten bzw. Fremdaggressivität
- Teilstationäre Behandlung (Tagesklinik) ist indiziert, wenn ein tragfähiges soziales Netzwerk fehlt und/oder eine ausreichend frequente ambulante Versorgung (noch) nicht gewährleistet werden kann bzw. unzureichend ist
- Rehabilitationseinrichtungen, beschützte Wohngruppen etc. sind bei affektiven Erkrankungen nur in Ausnahmefällen notwendig, können aber bei protrahierten und chronifizierten Verläufen im Anschluß eine stationäre Behandlung sinnvoll sein.

3.4.2 Suizidalität

Suizidalität meint die Summe aller Denk- und Verhaltensweisen von Menschen, die in Gedanken durch aktives Handeln oder passives Unterlassen oder duch Handelnlassen den eigenen Tod anstreben bzw. als mögliches Ergebnis einer Handlung in Kauf nehmen. Grundsätzlich wird bei Suizidalität zwischen Wünschen nach Ruhe, Pause, Suizidideen (konkrete Ideen, fluktuierend auftretende Ideen, zwanghaft sich aufdrängende Ideen, impulshaft einschießende Suizidideen, Suizidideen im Sinne akustischer Halluzinationen), Suizidabsichten (mit und ohne Plan als erklärte geäußerte oder nicht geäußerte Absicht) im Sinne des suizidalen Denkens oder passiver Suizidalität sowie suizidalen Handlungen
- Suizidversuch (durchgeführt, abgebrochen) und Suizid (tödlich ausgegangene suizidale Handlung - unterschieden.

Suizidalität ist grundsätzlich bei allen Menschen möglich, tritt jedoch häufig in psychosozialen Krisen und bei psychischen Erkrankungen auf. Hier sind es vor allem primär depressiv kranke Patienten, die die höchste suizidale Gefährdung aufweisen, wobei

Depressivität bei allen anderen psychischen Erkrankungen und auch bei körperlichen Krankheiten das Suizidrisiko einführen und erhöhen kann.

Grundzüge der Suizidprävention/notfallpsychiatrischen Intervention bei Suizidalität: Suizidprävention bei depressiv Kranken (aber auch bei anderen psychisch kranken Menschen oder Menschen in suizidalen Krisen) umfassen immer 4 Hauptaspekte:
1) Ein Gesprächs- und Beziehungsangebot,
2) Diagnostik von Suizidalität und psychischer Störung,
3) Management der aktuellen Situation und
4) konkrete Therapieplanung auf der Basis der vorliegenden psychischen Störung unter Berücksichtigung von Suizidgefahr.

Zum **Gesprächs- und Beziehungsangebot** gehören: Raum und Zeit zur Verfügung stellen (Zuwendungsangebot); beruhigende Versicherung, daß Hilfe möglich ist (Entspannung, stellvertr. Hoffnung); offenes, direktes, ernstnehmendes Ansprechen von Suizidalität (Entdramatisierung sowie Diagnostik), ausführliches Besprechen unter Vermeidung von Bagatellisierung oder Dramatisierung (Klärung und Distanzierung); Fragen nach bindenden äußeren (z. B. Familie, Kinder, Religion usw.) und inneren Faktoren (z. B. Hoffnung auf Hilfe, frühere Erfahrungen, Vertrauen, Religion, usw.) (Stabilisierung); Vermittlung von Hoffnung, Hilfe und Veränderungschance (Zukunftsorientierung) sowie Angebot für weitere Therapie (selbst oder Vermittlung) und Planung.

Der **diagnostische Teil** umfaßt: Diagnostik von Suizidalität: Vorhanden/nicht vorhanden; Form von Suizidalität (Todes-, Ruhewünsche, Suizidideen, spielen mit Suizidideen, sich aufdrängende Suizidideen, konkrete Suizidabsicht, Zustand nach Suizidversuch, frühere SV, frühere Bewältigung von suizidalen Krisen); **Abschätzung von aktuellem Handlungsdruck** (d.h. Druck zur Umsetzung der Suizididee in Handlung jetzt! Gefahr trotz Therapie hoch? oder jetzt Entspannung? Patient verneint glaubhaft weitere Suizidabsicht? Impulshafte Suizidalität? Suizidalität im Kontext von Psychopathologie, z.B. Wahn, Hoffnungslosigkeit, drohenden Kontrollverlust, Panikstörung?); Diagnostik von psychischer Störung (psychische Erkrankung, „psychosoziale Krise" im Sinne von Belastungs- oder Anpassungstörung, u. ä.).

Zum Krisenmanagement gehören: Herstellung der Beziehung, Klärung des aktuellen Anlasses, akute psychopharmakotherapeutische Maßnahmen; Klärung der „sichernden Fürsorge": Vermeiden von Alleinsein, positiv erlebte Bezugspersonen, Beziehungspflege als konstante Begleiter durch die aktuelle Krise im Sinne von „Kommunikationen und Kontrolle"; Klärung ambulante oder stationäre Behandlung; weitere Hilfsmöglichkeiten planen und aktiv klären; bei Bedarf Einweisung in stationäre psychiatrisch-psychotherapeutische Behandlung bzw. sofern notwendig medizinisch-chirurgische Versorgung, danach Verlegung in klinische Psychiatrie und Psychotherapie. Sodann psychotherapeutisch orientierte Krisenintervention: Beginn sofort (Gespräch/Beziehung), Erkennen des kränkenden Anlasses/Auslösers; Trauer, Verzweiflung, Wut, Angst zulassen; Erkennen von Suizidalität in einem aktuell psychodynamischen nachvollziehbaren Konflikt (z. B. Partnerproblematik) bzw. in psychopathologischem Kontext (tiefe depressive Herabgestimmtheit, Wahnsymptomatik, schwere Hoffnungslosigkeit); Verbündung mit dem Patienten gegen Existenzangst, Basis-Verlust-Angst, Hilflosigkeitsgefühle, usw.

Zur weiteren Therapieplanung nach der Akutsituation gehören Klärung und Besprechung der weiteren Therapie (freiwillig/Unterbringung, ambulant/stationär), Behandlung der Grundstörung (psychische Krankheit/Krise; hier depressive Störung) nach den entsprechenden Regeln von Psychopharmakotherapie, Psychotherapie, Soziotherapie; Planung und Beginn von Psychopharmakotherapie unter Berücksichtigung von Suizidalität; Planung und Beginn von Psychotherapie.

Bei depressiven Störungen gilt als sogenannte **„Risikopsychopathologie",** d. h. als Psychopathologie, die mit einer erhöhten Suizidalität einhergeht:
- depressiver Wahn
- tiefe Hoffnungslosigkeit
- altruistische (pseudoaltruistische) Suizid- und Opferideen
- Ideen erweiterter Suizidalität (Einbeziehung z. B. der Kinder)

– Schuld-, Wertlosigkeits-, Hoffnungs- und Hilflosigkeitsideen, insbesondere bei Kombination mit innerer und äußerer Unruhe (Agitiertheit), ausgeprägten Schlafstörungen, quälenden Grübelzuständen.

Die psychotherapeutische Intervention hat in der Akutsituation fürsorglich-hilfreich, unabhängig von der Psychotherapie-Methodik und auf Vermeidung einer Umsetzung einer Suizididee in eine suizidale Handlung ausgerichtet zu sein. Anti-Suizidabsprachen im Sinne von Besprechung, bei Verschlechterung Hilfe zu holen, sind bzw. können hilfreich sein, gewährleisten jedoch keine absolute Sicherheit. Bei der Psychopharmakotherapie eines depressiv Kranken mit Suizidimpulsen und Ideen ist zwischen der antidepressiven Medikation der depressiven Grunderkrankung und der zusätzlichen psychopharmakotherapeutischen Unterstützung der Suizidprävention zu unterscheiden. Die Psychopharmakotherapie der Suizidalität umfaßt im wesentlichen Benzodiazepin-Tranquilizer und sedierend-anxiolytische Neuroleptika, mit dem Ziel rasch eine Entspannung, Sedation, Anxiolyse, emotionale Distanzierung von Handlungsdruck und Schlafförderung herbeizuführen. Die Behandlung der depressiven Grundkrankheit hängt ab von den Regeln der Depressionsbehandlung, wobei die Antriebslage mit beachtet werden soll. Bei agitiert-ängstlichen depressiven Zustandsbildern (insbesondere wenn mit Suizidalität oder auch mit Wahnsymptomatik) sollten keine stark aktivierenden Substanzen, sondern, wie auch sonst eher üblich in der Pharmakotherapie der Depression, antriebsneutrale und sedierende Antidepressiva verwendet werden. In der akuten suizidalen Krise wird man immer die Psychopharmakotherapie der Depression und die Psychopharmakotherapie der Suizidalität aufeinander abstimmen.

3.5 Behandlung depressiver Störungen

3.5.1 Wahl des geeigneten Therapieverfahrens

Die Behandlung depressiver Störungen erfolgt durch medikamentöse Behandlung, Psychotherapie oder eine Kombination beider. In speziellen Fällen kann auch Lichttherapie, Schlafentzugstherapie und elektrokonvulsive Therapie eingesetzt werden (s. u.). Die Auswahl basiert im wesentlichen auf folgenden Faktoren:
- Schwere der Störung
- Sub- und Verlaufstyp der Störung
- Bisherige Beeinflußbarkeit durch therapeutische Maßnahmen
- Komorbidität
- Wunsch des Patienten und andere Patientenmerkmale.

Argumente für eine medikamentöse Behandlung (ggf. Monotherapie) sind u.a.:
- Mäßige bis schwere Symptome (bei schwerer Symptomatik, insbesondere vom melancholischen Subtyp und speziell bei psychotischer Symptomatik sollte auf einer medikamentösen Therapie bestanden werden)
- Chronischer Verlauf
- Rezidivierender Verlauf
- Früheres gutes Ansprechen auf Medikamente
- Früheres schlechtes Ansprechen auf Psychotherapie (allein)
- Wunsch des Patienten.

Eine alleinige psychotherapeutische Behandlung ist zu diskutieren z.B. bei:
- Weniger schwer ausgeprägte Symptomatik
- Früheres gutes Ansprechen auf Psychotherapie
- Medikation kontraindiziert oder vom Patienten abgelehnt
- Wunsch des Patienten.

Eine Kombinationstherapie sollte erwogen werden bei:
- Fehlendem oder partiellem Ansprechen auf alleinige medikamentöse oder psychotherapeutische Behandlung
- Unvollständiger Remission zwischen Episoden der Störung bei rezidivierendem Verlauf („double depression")

- Ausgeprägten psychosozialen Problemen
- Komorbidität mit Persönlichkeitsstörungen
- Wunsch des Patienten.

Spezielle Somatotherapieverfahren:
- Bei der saisonalen affektiven Störung wird ein therapeutischer Effekt von Lichttherapie berichtet. Hier, wie auch bzgl. der Wirksamkeit von Lichttherapie bei anderen depressiven Störungen besteht weiterer Forschungsbedarf
- Der, oft allerdings nur vorübergehende therapeutische Effekt von Schlafentzug bei einer Subgruppe depressiver Patienten kann zusätzlich zu weiteren therapeutischen Maßnahmen genutzt werden. Eine an einen Schlafentzug anschließende Schlafphasenvorverlagerung oder sequentielle partielle Schlafentzüge können bei einem Teil der Patienten den bei alleinigem Schlafentzug fast regelhaften Rückfall in die Depression verhindern. Hier besteht weiterer Forschungsbedarf
- Elektrokonvulsive Therapie ist eine effektive therapeutische Maßnahme, die insbesondere bei schweren, bislang therapieresistenten depressiven Störungen erwogen werden sollte. Bei psychotischer Depression ist elektrokonvulsive Therapie offenbar besonders effektiv und möglicherweise der Kombinationsbehandlung (Antidepressiva und Neuroleptika) überlegen. (vgl. die Leitlinie: „Elektrokonvulsive Therapie").

3.5.2 Pharmakotherapie

Zu Beginn einer Pharmakotherapie muß eine Aufklärung des Patienten über Wirkung und Nebenwirkungen der geplanten medikamentösen Behandlung erfolgen. Wichtig ist außerdem die Information, daß mit einem pharmakotherapeutischen Behandlungserfolg erst frühestens nach 2 bis 3 Wochen gerechnet werden kann. In der pharmakotherapeutischen Behandlung depressiver Störungen werden vor allem Antidepressiva (s.u.) eingesetzt, adjuvant können zur Sedierung vorübergehend Benzodiazepine oder niederpotente Neuroleptika eingesetzt werden. Die Therapie depressiver Episoden bei bipolaren Störungen erfordert spezielle Aufmerksamkeit bezüglich der möglichen Provokation manischer oder gemischter Episoden durch Antidepressiva. Eine antidepressive Behandlung bei bipolaren Störungen (siehe Abschnitt 3.5.2.6) mit einem Antidepressivum sollte daher grundsätzlich nur in Kombination mit einer stimmungsstabilisierenden Medikation (Lithium, Valproat oder Carbamazepin) erfolgen (s. u.).

3.5.2.1 Art und Indikation von Antidepressiva

Antidepressiva werden aus historischen Gründen und bisher ohne klare Systematik in vier Klassen eingeteilt:
1) Tri- und Tetrazyklische („klassische") Antidepressiva (z. B. Imipramin, Clomipramin, Desipramin, Amitriptylin, Nortriptylin, Doxepin, Maprotilin), deren Wirkungsmechanismus vermutlich mit ihrer hemmenden Wirkung auf die Wiederaufnahme von Noradrenalin und Serotonin im Zusammenhang steht (Näheres siehe Leitlinie Pharmakotherapie).
2) Spezifische Serotonin Wiederaufnahme (= „Reuptake") Inhibitoren (SSRI) (Fluvoxamin, Fluoxetin, Paroxetin, Sertralin, Citalopram).
3) Monoaminooxidase-Inhibitoren (MAO-I) (irreversibel: Tranylcypromin, Phenelzin; reversibel und selektiv für MAO-A: Moclobemid).
4) Als vierte Klasse wird eine heterogene Gruppe von Antidepressiva mit unterschiedlichen Wirkmechanismen zusammengefaßt, die z. T. strukturchemisch zu den trizyklischen und tetrazyklischen Antidepressiva gehören (Mianserin, Trimipramin), aber einen anderen bzw. unbekannten Wirkungsmechanismus haben.

Mit der Neuzulassung einer Reihe neuerer Antidepressiva wird diese klassische Einteilung sicherlich einer Revidierung bedürfen. Die neu in Deutschland zugelassenen Antidepressiva gehören zu unterschiedlichen Gruppen: Nefazodon ist ein SSRI mit zusätzlicher Serotoninrezeptor ($5HT_2$) blockierender Wirkung, Venlafaxin ein SSRI mit (in höherer Dosierung) zusätzlicher Noradrenalin- und evtl. dopaminwiederaufnahmehemmender Aktivität, Reboxetin ein spezifischer Noradrenalin-Wiederaufnahmehemmer und Mirtazapin ein präsynaptischer a_2-Antagonist (Auto- und Heterorezeptoren) mit resultierender Erhöhung der Noradrenalin- und Serotoninausschüttung (Näheres siehe Leitlinie „Pharmakotherapie").

Ob, wie z. B. aus Multizenterstudien der „Danish University Antidepressant Group" geschlossen, klassische trizyklische Antidepressiva bei schwer depressiven Patienten, insbesondere vom melancholischen Subtyp, effektiver sind als SSRI's oder andere neuere Antidepressiva, ist nicht endgültig geklärt. Es gibt aber erste Hinweise darauf, daß diesbezüglich zwischen den einzelnen SSRI's Unterschiede bestehen könnten. Eine Behandlung agitiert depressiver Patienten bevorzugt mit sedierenden Antidepressiva wird häufig empfohlen und scheint plausibel, eine Überlegenheit dieses Vorgehens ist aber empirisch nicht bewiesen. Wichtigster Vorteil der SSRI's und anderer neuerer Antidepressiva ist ihre geringere kardiotoxische Wirkung bei der Behandlung von Patienten mit Herzkrankheiten sowie ihre wesentlich größere Sicherheit bei Überdosierung und ihr z. T. günstigeres Nebenwirkungsprofil im Vergleich zu den TZA's.

Eine weitere Sondergruppe stellen die in Deutschland vor allem im hausärztlichen Bereich verordneten Phytotherapeutika mit den Inhaltsstoffen des Johanniskraut (Hypericum perforatum) dar. Als bestimmender Wirkmechanismus wurde mehrfach eine nachgewiesene Serotonin-Wiederaufnahmehemmung vorgeschlagen. Eine Wirksamkeit der Hypericum-Präparate in der Akutphase bei leichten unipolaren depressiven Episoden wurde belegt. Sie stellen insbesondere eine Therapieoption als erstes verwendetes Präparat bei Patienten dar, bei denen zunächst keine Compliance für eine Therapie mit nicht-pflanzlichen Arzneimitteln erreicht werden kann. Offenbar ist der Wirkeintritt oft im Vergleich zu den chemisch definierten Antidepressiva verzögert. Aufgrund der Datenlage sollten nur (in der Regel auf den Gesamthypericingehalt, meist 900 mg Extrakt) standardisierte Extrakte zur Anwendung kommen.

Es gibt keine gesicherten Differentialindikationen für einzelne Typen von Antidepressiva. Mögliche Ausnahmen:
1. Irreversible MAO-Inhibitoren (Tranylcypromin) bei „atypischer Depression" (vermehrter Schlaf, Gewichtszunahme, Stimmungsreagibilität auf positive Ereignisse, starke Empfindlichkeit gegenüber vermeintlicher Kritik oder Ablehnung, vgl. Abschnitt 3.5.2.5). SSRI's sind in dieser Indikation allerdings noch unzureichend untersucht, aber möglicherweise ähnlich wirksam wie MAO-Inhibitoren.
2. SSRI's und Clomipramin bei Komorbidität mit Zwangsstörungen.

Die Auswahl des Antidepressivums erfolgt daher im wesentlichen individuell nach erwünschten und unerwünschten Wirkungen und unter Berücksichtigung der Symptomkonstellation und Nebenwirkungsempfindlichkeit sowie der Behandlungsvorgeschichte des Patienten. Zu berücksichtigende Faktoren sind z. B.:
- Unerwünschte Arzneimittelwirkungen
- Somatische Vor- und Begleiterkrankungen
- Interaktion mit anderen Medikamenten des Patienten
- Komorbidität mit nicht-affektiven psychischen Erkrankungen (s. o.)
- Alter des Patienten
- Suizidrisiko
- Früheres Ansprechen oder Nichtansprechen auf die entsprechende Medikation
- Bipolarer Verlauf (Risiko des Auslösens einer (hypo)manischen Symptomatik durch Antidepressiva; mögliche Interaktion von Antidepressiva mit einer stimmungsstabilisierenden rezidivprophylaktischen Medikation, z. B. SSRI's/Lithium, TZA's/Carbamazepin)
- Psychotische Symptome (Indikation zur Kombination von Antidepressiva mit Neuroleptika).

3.5.2.2 Kontraindikationen

TZA's sind (relativ) kontraindiziert bei allen Erkrankungen, die eine erhöhte Empfindlichkeit gegen anticholinerge Wirkungen beingen, z. B. Engwinkelglaukom, Pylorusstenose, Prostatahypertrohie, kardiale Vorschädigung sowie bei Leber- und Nierenschädigungen und Epilepsie. Wesentlichste Kontraindikation für die Behandlung mit SSRI's ist die Kombination mit MAO-Inhibitoren oder anderen serotonerg wirkenden Substanzen (z. B. L-Tryptophan) wegen der Gefahr der Auslösung eines serotonergen Syndroms. Bei irreversiblen MAO-Inhibitoren ist eine spezielle thyraminarme Diät einzuhalten um das Risiko evtl. tödlicher Blutdruckkrisen zu vermeiden. Wegen dieser Risiken sollte die Verordnung dieser Substanzen in der Regel dem Psychiater/Nervenarzt vorbehalten bleiben. (Näheres vgl. Leitlinie Pharmakotherapie).

5.2.3 Unerwünschte Arzneimittelwirkungen (UAW) und Medikamenteninteraktionen

Die „Nebenwirkungen" (darunter werden hier alle Wirkungen verstanden, die nicht den antidepressiven Effekt ausmachen, aber zeitweise durchaus im Vordergrund stehen können) der TZA's erklären sich größtenteils aus ihren antagonistischen Wirkungen an muskarinischen (Mundtrockenheit, Verstopfung, Akkomodationsstörungen, Harnverhalt, Glaukomprovokation und andere), Histamin H_1 (Sedierung, Benommenheit, Gewichtszunahme, Hypotonie) und a_1 adrenergen Rezeptoren (orthostatische Hypotension, Reflextachykardie). TZA's können die Krampfschwelle senken sowie ebenso wie SSRI's (selten) Myoklonien auslösen. TZA's haben außerdem Wirkungen auf das Reizleitungssystem des Herzens und sollten daher bei kardial vorgeschädigten Patienten nur unter kardiologischer Kontrolle (Konsil) gegeben werden. Die Nebenwirkungen der SSRI's beruhen auf den als Folge der Serotonin-Wiederaufnahmehemmung eintretenden agonistischen Wirkungen an 5-HT-Rezeptoren (ängstliche Unruhe, Schlafstörungen, Nausea, sexuelle Funktionsstörungen). Wesentliche Nebenwirkungen der neueren Antidepressiva sind z. B. bei Mirtazapin starke Sedierung (H_1-Antagonismus) sowie Mundtrockenheit, Appetitvermehrung und Gewichtszunahme, bei Nefazodon Sedierung und gastrointestinale Symptome, bei Venlafaxin Übelkeit und, bei höheren Dosierungen, Blutdruckanstieg. Eine wesentliche Medikamenteninteraktion einiger SSRI's sowie von Nefazodon ist bedingt durch ihre Hemmwirkung auf Isoenzyme der Cytochrom P450-Enzymfamilie. Dies kann zu deutlichen Konzentrationssteigerungen von anderen Medikamenten führen, die durch diese Enzyme abgebaut werden (z.B. TZA's, Neuroleptika, Benzodiazepine sowie diverse internistische Medikamente).

Johanniskraut-Präparate sind nebenwirkungsarm. Beobachtet wurde lediglich eine erhöhte Photosensibilisierung bei hellhäutigen Menschen. Es sind keine Kontraindikationen bekannt. (Näheres zu Nebenwirkungen und Medikamenteninteraktionen vgl. Leitlinie Psychopharmakotherapie.)

3.5.2.4 Applikation und Dosierung

Die Applikation von Antidepressiva erfolgt in der Regel oral, ob eine i.v.-Gabe über den größeren Placebo-Effekt hinausgehende Vorteile aufweist ist umstritten. Die Dosierung ist ausreichend hoch zu wählen (bei TZA's ca. 100-200 mg/Tag), eine einschleichende Aufdosierung ist zur Vermeidung der initial besonders ausgeprägten unerwünschten Nebenwirkungen sinnvoll. Da die zur Erreichung eines wirksamen Plasmaspiegels erforderliche Dosis interindividuell schwankt, sollte eine individuelle Dosisanpassung erfolgen. Kriterien hierfür sind: Ausprägungsgrad der Nebenwirkungen und, soweit möglich, Plasmaspiegelbestimmungen. Letztere sollten vor allem dann erfolgen, wenn unter einer Standarddosierung ungewöhnlich ausgeprägte oder erstaunlich geringe Nebenwirkungen auftreten sowie bei mangelndem Therapieerfolg nach 4 Wochen.

3.5.2.5 Behandlung von speziellen Subtypen depressiver Störungen

Im folgenden werden eine Reihe von Subtypen depressiver Störungen diskutiert, die entweder als eigene diagnostische Kategorie (z.B. die Dysthymia) oder als zusätzliche Spezifizierung einer depressiven Episode in manchen Diagnosesystemen angegeben werden. Sie erfordern im allgemeinen spezielle diagnostische und therapeutische Maßnahmen.

Chronische depressive Störungen

Chronische depressive Störungen umfassen die „reine" Dysthymia (ICD 10: F34.1), die Dysthymia mit aufgelagerten depressiven Episoden („double depression"), die chronische depressive Episode (DSM-IV: Diagnosekriterien der depressiven Episode für ≥ 2 Jahre erfüllt), sowie Verläufe ohne Rückkehr zum gesunden Funktionsniveau zwischen den einzelnen Episoden. Die genannten Formen chronischer depressiver Störungen können wie die akuten Depressionen ebenfalls erfolgversprechend pharmakotherapeutisch behandelt werden, erfordern aber einen längeren Behandlungszeitraum bei etwas geringerer Therapiewirksamkeit (40–55%). Bei chronischen Depressionen findet sich besonders häufig eine Komorbidität mit anderen Störungen (Zwangsstörungen, Eßstörungen, Substanzmißbrauch, Persönlichkeitsstörungen), die evtl. spezifische zusätzliche Therapiemaßnahmen erfordern.

Rezidivierende kurze depressive Störung

Die rezidivierende kurze depressive Störung (ICD 10: F38.10) ist gekennzeichnet durch etwa monatlich auftretende, von der Symptomstärke her auch schwere depressive Phasen, die jedoch nur wenige Tage andauern mit anschließender vollständiger Remission und daher das Zeitkriterium einer typischen depressiven Episode nicht erfüllen. Epidemiologische Feldstudien scheinen eine geringgradig höhere Prävalenz der rezidivierenden kurzen depressiven Störung im Vergleich zur „major depression" zu ergeben. Die Einjahresprävalenzraten werden zwischen 5 und 9% angegeben. Dies impliziert, daß bei der rezidivierenden kurzen depressiven Störung, die selten länger als 3 Tage andauert, das Hauptgewicht der Pharmakotherapie direkt primär auf die Prophylaxe zu legen ist.

Nur wenige Erfahrungen existieren bisher zur Pharmakotherapie der rezidivierenden kurzen depressiven Störung. Aufgrund der Kürze der depressiven Episode zielt die Therapie primär auf die Prophylaxe ab. Bisherige, allerdings methodologisch anfechtbare prospektive Studien lassen auf eine relative Nichtwirksamkeit von SSRI schließen. Für den MAO-Inhibitor Tranylcypromin hingegen wird auf kasuistischer Ebene über Therapieerfolge berichtet. Für primär phasenprophylaktisch wirksame Substanzen gibt es erstaunlicherweise ebenfalls noch keine kontrollierten Studien, sondern auch nur kasuistische Hinweise auf eine Wirksamkeit von Lithium und Nimodipin. Weiterer Forschungsbedarf ist hier dringend gegeben.

Psychotische Depressionen

Eine schwere depressive Episode mit psychotischen Symptomen (F31.5, 32.3, 33.3) wird diagnostiziert, wenn zusätzlich zu den Symptomen der schweren depressiven Episode Wahnideen, Halluzinationen oder ein depressiver Stupor vorliegen. Die psychotischen Symptome können als synthyme (z. B. Versündigungs- und Verarmungswahn, anklagende oder diffamierende Stimmen, olfaktorische Halluzinationen von Fäulnis oder verwesendem Fleisch) oder parathyme (z. B. Verfolgungswahn, bedrohende Stimmen) bezeichnet werden. Insbesondere die Abgrenzung zur schizoaffektiven Störung (F25.1) ist bei Vorliegen parathymer psychotischer Symptome sehr problematisch.

Psychotische Depressionen sind gekennzeichnet durch besonders schwere Symptomatik, längere Dauer und ein erhöhtes Risiko für Rückfälle bzw. Wiedererkrankungen, die häufig ebenfalls psychotische Symptomatik aufweisen. Patienten mit psychotischer Depression sprechen schlechter auf TZA's und MAOI's an als Patienten ohne psychotische Symptome. Eine Kombinationstherapie von TZA's mit Neuroleptika wird allgemein für überlegen gehalten, obwohl eine Meta-Analyse verschiedener Studien diese Effekte nicht statistisch sichern konnte.

Da Neuroleptika mit dem Metabolismus von TZA's interferieren, sollten die entsprechenden Plasmaspiegel unter Kombinationstherapie kontrolliert werden (1-2 und 4-6 Wochen nach Therapiebeginn). Die potentielle Wirksamkeit von SSRI's und anderen neueren Antidepressiva bei psychotischen Depressionen ist noch unzureichend untersucht. Ob atypische Neuroleptika eine sinnvolle Alternative für die klassischen Neuroleptika in der Behandlung psychotischer Depressionen darstellen ist ebenfalls nicht geklärt.

In der Behandlung psychischer Depressionen ist elektrokonvulsive Therapie besonders effektiv und sollte daher als Behandlungsalternative insbesondere bei Therapieresistenz erwogen werden.

Atypische Depression

Die Bezeichnung „atypische Depression" wurde in der Vergangenheit für sehr unterschiedliche Depressionsformen benutzt, in der DSM III und ICD 10 (F32.8) Klassifikation z.B. als schlecht definierte Restkategorie. Hier soll unter dieser Bezeichnung die „atypische Depression" nach DSM IV verstanden werden, d.h. eine nähere symptomatische Spezifikation für eine Episode einer „Major depression" im Rahmen einer unipolaren oder bipolaren (I u. II) Erkrankung, die folgende Charakteristika aufweist:
1) Stimmungsreagibilität auf positive Ereignisse
2) Mindestens zwei der folgenden Kriterien:
    Hyperphagie, Hypersomnie, „bleiernes" Schweregefühl in den Extremitäten, extreme Empfindlichkeit gegenüber vermeintlicher Kritik oder Ablehnung.

Im Gegensatz zur früheren Einschätzung, daß die so definierte atypische Depression häufiger bei bipolaren Patienten auftreten soll, zeigen neuere Studien eine etwa gleiche Häufigkeit von ca. 30% bei beiden Gruppen. Methodisch exaktere Studien sind aber zur endgültigen Klärung notwendig.

Die atypische Depression ist häufiger bei Frauen, zeigt eher chronische Verläufe, häufigere Episoden und früheren Krankheitsbeginn und scheint ein relativ konstantes Merkmal auch bei wiederholten Episoden darzustellen. Patienten mit atypischer Depression zeigen häufiger eine Komorbidität mit Bulimie sowie eine erhöhte Frequenz von zwanghaften, passiv aggressiven und vermeidenden Persönlichkeitsstörungen, sozialer Phobie und Dysmorphophobie.

Die atypische Depression spricht besser auf eine Behandlung mit irreversiblen MAO-Inhibitoren an als auf TZA's. SSRI's und der reversible MAO-Inhibitor Moclobemid sind noch unzureichend untersucht. Elektrokonvulsive Therapie scheint die Symptomatik der atypischen Depression nicht zu verbessern, sondern eher zu verschlechtern.

Saisonale affektive Störung (SAD)

Die Spezifizierung „saisonale affektive Störung (disorder)" (SAD) bezeichnet nach DSM IV depressive Episoden im Rahmen unipolarer oder bipolarer (I u. II) Störungen, deren Beginn und Ende regelmäßig zu bestimmten Jahreszeiten erfolgt und die generell zwischenzeitlich vollständig remittieren bzw. in eine Manie oder Hypomanie umschlagen. Die ICD 10 listet die SAD nur in den Forschungskriterien. Man unterscheidet die „Winterdepression" mit Beginn im Herbst/Winter und Ende im Frühjahr und die „Sommerdepression" mit umgekehrtem Verlauf. Weitere Kriterien sind zwei saisonale Episoden in den vorangegangenen zwei Jahren sowie ein deutliches Überwiegen des saisonalen Musters über die Lebenszeit. 65 bis 85% der Patienten (wahrscheinlich vor allem die mit „Winterdepression") haben eine umgekehrte vegetative Symptomatik (vermehrter Appetit, Kohlenhydratheißhunger, Gewichtszunahme, Hypersomnie), ähnlich wie Patienten mit atypischer Depression (s. dort), es fehlt bei der SAD aber die für die atypische Depression charakteristische Stimmungsreagibilität und die Überempfindlichkeit gegen vermeintliche interpersonelle Zurückweisung. Ein erheblicher aber schlecht definierter Anteil der Patienten (8 bis 100%) mit SAD zeigen einen bipolaren Verlauf, Frauen sind häufiger betroffen als Männer.

Die medikamentöse Behandlung der SAD ist noch relativ wenig untersucht. Sowohl der reversible MAO-Inhibitor Moclobemid als auch der SSRI Fluoxetin waren wirksam. Offene Studien bzw. Fallberichte dokumentieren auch eine Wirksamkeit von Bupropion und Citalopram.

Die Inzidenz der SAD scheint mit der Länge der Photoperiode bzw. der geographischen Breite zu variieren (in Norwegen wurde

z. B. in einer neueren Studie bei 11% der Frauen und 4,8% der Männer Winterdepression beobachtet), der exakte Zusammenhang ist jedoch umstritten. Entsprechend wird „Lichttherapie" erfolgreich zur Behandlung der Winterdepression eingesetzt, die geeignetsten Bedingungen (z. B. Wellenlänge, Dauer, Tageszeit) und der potentielle Wirkmechanismus dieser Therapie sind unklar. Provokante Ergebnisse einer neuesten Studie (Campbell und Murphy 1998) scheinen darauf hinzuweisen, daß auch extraoculäre Mechanismen (Photorezeptoren im Blut?) für die Effekte von Licht auf circardiane Rhythmen verantwortlich sein könnten.

Unerwünschte Wirkungen der Lichttherapie sind eher mild (z. B. Kopfschmerzen), die Effekte prolongierter Exposition sind unbekannt. Eine weitere nicht medikamentöse Therapieoption bei SAD ist der Schlafentzug.

Depression mit komorbider Angstsymptomatik

Ein erheblicher Anteil von Patienten mit einer Episode einer Depression (einzelne Episode oder im Rahmen unipolarer oder bipolarer (I oder II) Störungen) weist zusätzliche Symptome einer Angststörung auf, entweder als Komorbidität (Kriterien beider Störungen erfüllt) oder als zusätzliche Symptome unterhalb der Schwelle der für die Diagnose der entsprechenden Angststörung notwendigen Kriterien. 20 bis 30% der Patienten mit „Major depression" erfüllt zusätzlich die Kriterien der Panikstörung. Hohe Komorbidität findet sich auch für die soziale Phobie und die generalisierte Angststörung, während nur ein relativ kleiner Anteil der depressiven Patienten zusätzlich die Diagnose einer Zwangsstörung aufweist. Patienten mit einer Angststörung erkranken andererseits häufig an depressiven Episoden: bei ca. einem Drittel (21–91%) der Patienten mit Panikstörungen, 29% der Patienten mit sozialer Phobie, 80% der Patienten mit Zwangsstörung, 59% der Patienten mit PDSD und 42% der Patienten mit generalisierter Angststörung findet sich mindestens eine depressive Episode im Leben.

Patienten mit gleichzeitigem Bestehen von Angstsymptomatik und depressiven Symptomen, die weder den Schweregrad einer depressiven Episode noch den einer spezifischen Angststörung erreichen, werden nach ICD 10 in eine zusätzliche Kategorie „Angst und depressive Störung, gemischt" (F41.2) eingeordnet. Depressive Patienten mit gleichzeitig bestehender Angstsymptomatik sprechen schlechter auf akute medikamentöse Therapie an, haben eine ungünstigere Langzeitprognose sowie ein erhöhtes Suizidrisiko im Vergleich zu depressiven Patienten ohne Komorbidität. Vergleichende Therapiestudien bei dieser Patientengruppe sind rar. TZA's, SSRI's und MAO-Inhibitoren sind wirksam, unter den neueren Antidepressiva scheinen Mirtazapin und Nefazodon spezielle anxiolytische Effekte zu haben.

3.5.2.6 Behandlung einer depressiven Episode im Rahmen einer bipolaren affektiven Erkrankung (bipolare Depression)

Die medikamentöse Behandlung depressiver Episoden bei bipolarer Störung erfordert besondere Aufmerksamkeit hinsichtlich der möglichen Provokation von manischen Episoden bzw. Mischzuständen (die ein besonders hohes Suizidrisiko aufweisen sollen) sowie einer Zyklusbeschleunigung. Inwieweit unterschiedliche Klassen von Antidepressiva sich bezüglich dieses Risikos unterscheiden, ist nicht endgültig geklärt. SSRI's und besonders das in Deutschland noch nicht zugelassene Bupropion sollen diesbezüglich ein geringeres Risiko aufweisen. Die Behandlung einer bipolaren Depression sollte daher mit einer Kombination aus Antidepressivum und stimmungsstabilisierender Medikation (Lithium, Valproat, Carbamazepin) erfolgen. Bei leichten depressiven Episoden kann die Optimierung bzw. der Neubeginn einer Behandlung mit einer stimmungsstabilisierender Medikation evtl. allein schon einen ausreichenden Therapieeffekt haben. Zur Frage der optimalen Behandlung der bipolaren Depression besteht noch deutlicher Forschungsbedarf.

3.5.2.7 Überprüfung des Therapieerfolges

Die Auswirkungen einer medikamentösen Behandlung müssen regelmäßig überprüft werden. Bei medikamentöser Therapie sollten regelmäßig kontrolliert werden:

- Psychopathologischer Befund
- Auftreten von Nebenwirkungen: Intensive Nebenwirkungen bei „normaler" Dosierung sollten zur Plasmaspiegelkontrolle veranlassen („low metabolizer" bei Fehlen eines Cytochrom P450 Isoenzyms bei ca. 5–10% der Bevölkerung)
- Blutbild, Leber- und Nierenwerte, EKG (besonders bei TZA's) bei V.a. erhöhte Anfälligkeit für epileptische Anfälle auch EEG (Näheres siehe Leitlinien Psychopharmakotherapie).

3.5.2.8 Vorgehen bei Behandlungsversagen (Therapieresistenz)

Bei fehlendem oder unzureichendem Therapieerfolg nach 4–6 Wochen sollten überprüft werden:
- Compliance
- Plasmaspiegel, evtl. Dosisanpassung (bei TZA's ist der häufigste Grund für mangelnden Therapieerfolg unzureichende Dosierung).

Mögliche Maßnahmen bei unzureichendem Therapieerfolg (vgl. Leitlinie „Pharmakotherapie")
- Überprüfung der Diagnose (Komorbidität?)
- Dosiserhöhung (evtl. nach Plasmaspiegel)
- Wechsel des Antidepressivums (häufig wird der Wechsel auf eine andere Klasse/Typ des Antidepressivums empfohlen)
- Augmentierung des antidepressiven Effektes z.B. mit Lithiumsalzen, Schilddrüsenhormonen, Psychostimulantien, Buspiron, Pindolol
- zusätzlicher (partieller) Schlafentzug, Schlafphasenvorverlagerung
- Kombination von Antidepressiva (z.B. SSRI + noradrenerges TZA)
- EKT
- Zusätzliche Psychotherapie (Patienten mit leichten bis mittelschweren Depressionen und unzureichendem Therapieerfolg (mit residualen kognitiven Symptomen) können von einer zusätzlichen Psychotherapie (s.u.) profitieren.

Es ist bislang empirisch nicht ausreichend geklärt, unter welchen Umständen eher ein Wechsel des Antidepressivums bzw. eine Augmentationsstrategie erfolgversprechender ist. (Näheres vgl. Leitlinien Psychopharmakotherapie.)

Im Rahmen der regelmäßigen Kontrolluntersuchungen kann es nützlich sein, den psychopathologischen Zustand mittels spezieller Fremd- und Selbstrating-Skalen zu erfassen, z. B. Hamilton-Depressionsskala, Bech-Rafaelsen-Melancholie-Skala bzw. die Symptom-Checkliste (SCL-90-R) und die „Befindlichkeits-Skala" (Bf-S). Die Erfassung von Nebenwirkungen kann durch die Verwendung eines standardisierten Dokumentationsbogens wie etwa dem „Somatischen Befund" des AMDP-Systems unterstützt werden.

3.5.2.9 Übergang zur Erhaltungstherapie

Nach erfolgreicher medikamentöser Akuttherapie sollte **immer** eine 4–6 monatige Erhaltungstherapie mit der während der Akuttherapie notwendigen Dosis des Antidepressivums erfolgen, um einen Rückfall zu verhindern. Das Risiko für einen Rückfall ist in der Zeitspanne von 4–6 Monaten nach einer Episode besonders hoch. In dieser Zeit wird trotz abgeklungener Symptomatik die zugehörige Episode noch nicht als beendet angesehen.

Ob nach einer ohne medikamentöse Therapie remittierten depressiven Episode eine Pharmakotherapie als „Erhaltungstherapie" sinnvoll ist, konnte noch nicht sicher geklärt werden. Allerdings fand sich bei den Patienten, die in einer Studie unter Placebobehandlung remittierten, eine gleich hohe Rückfallrate wie bei den Patienten dieser Studie, die unter medikamentöser Behandlung (Citalopram) remittiert waren. Problematisch und umstritten ist das Vorgehen bei der Erhaltungstherapie nach depressiven Episoden im Rahmen einer bipolaren Störung, insbesondere bei rapid cycling, da Antidepressiva, insbesondere TZA im Verdacht stehen einen Umschlag in die Manie bzw. Zyklusbeschleunigung auslösen (vgl. Abschnitt 3.5.2.6.) Es wird daher empfohlen, eine längerfristige antidepressive Behandlung zur Erhaltungstherapie bei bipolarer Depression nur in Gegenwart eines stimmungsstabilisierenden Medikamentes durchzuführen. Bei rapid cycling sollte das Antidepressivum so schnell wie möglich wieder ausgeschlichen werden, es sei denn, daß aus der Vorgeschichte unter diesen Umständen eine große Gefahr depressiver Rückfälle bekannt ist. Hier besteht weiter dringender Forschungsbedarf.

3.5.3 Andere somatische Behandlungsverfahren

Bei gegenüber medikamentöser Behandlung therapieresistenten Depressionen (mindestens zwei lege artis durchgeführte Behandlungen mit unterschiedlichen Antidepressiva), insbesondere bei wahnhaften Depressionen, ist der Einsatz der Elektrokrampftherapie (EKT) indiziert. Bei explizitem Wunsch des Patienten, Erfolg einer EKT-Behandlung während einer früheren Episoden sowie bei bereits bekanntem schlechten Ansprechen auf Pharmakotherapie kann EKT auch als erste Option vertreten werden (s. Leitlinie „Elektrokrampftherapie").

Bei der Behandlung der saisonalen affektiven Störung, Subtyp Winterdepression, ist die Lichttherapie bewährt. Häufig muß sie aber mit einer medikamentösen Therapie kombiniert werden. Hier wie auch bei den übrigen Depressionsformen, sind Schlafentzug und Schlafphasenverschiebung weitere, meist zusätzlich zur medikamentösen Therapie angewandte wirksame weitere Behandlungsverfahren.

3.5.4 Psychotherapeutische Behandlung

Psychotherapeutische Behandlungselemente sind Bestandteil jeder Behandlung affektiver Erkrankungen, auch wenn diese vorwiegend medikamentös erfolgt. Eine psychotherapeutische Basisbehandlung (s. u.) ist wesentlicher Bestandteil des psychiatrischen Gesamtbehandlungsplanes. Die Indikation für spezifische Psychotherapieformen wird individuell zusätzlich gestellt.

3.5.4.1 Psychotherapeutische Basisbehandlung

Die psychotherapeutische Basisbehandlung depressiver Störungen umfaßt folgende Aspekte:
- Aktives flexibles und stützendes Vorgehen
- empathische Kontaktaufnahme
- Aufbau einer vertrauensvollen Beziehung zum Patienten
- Vermittlung von Ermutigung und Hoffnung
- Exploration des Krankheitsmodelles und der Therapieerwartungen des Patienten
- Intensive Information über die vorliegende depressive Störung, Vermittlung eines rationalen Verständnisses der Symptome, ihrer Behandelbarkeit und ihrer Prognose
- Vermittlung eines „medizinischen Krankheitsmodelles" zur Entlastung des Patienten von Schuldgefühlen, Selbstvorwürfen und Versagensgefühlen
- Ansprechen von Suizidimpulsen
- Entlastung von bisherigen Pflichten und Ansprüchen am Arbeitsplatz und in der familiären Situation
- Verhinderung depressionsbedingter Wünsche nach überstürzter Veränderung der Lebenssituation
- Unterstützung beim Formulieren und Erreichen konkreter, erreichbarer Ziele zum Wiedergewinnen von Erfolgserlebnissen (positive Verstärker)
- Vermittlung von Einsicht in die Zusammenhänge von Depressivität und somatischen Beschwerden-Vermittlung von Einsicht in die Notwendigkeit medikamentöser und anderer Therapien.

3.5.4.2 Spezifische Psychotherapieverfahren

Wissenschaftlich-empirisch am besten abgesichert ist die Wirksamkeit von folgenden Kurztherapien
- Interpersoneller Psychotherapie
- Kognitive Psychotherapie
- Verhaltenstherapie
- Tiefenpsychologisch orientierte Kurztherapie
- Gesprächspsychotherapie.

Die Wirksamkeit der in der Praxis häufig eingesetzten länger dauernden tiefenpsychologisch und psychoanalytisch orientierten Therapien ist noch wenig empirisch/statistisch abgesichert. Ihr Einsatz sollte daher durch individuelle Würdigung des Einzelfalles explizit begründet werden. Obgleich die Wirksamkeit der genannten Kurzzeittherapien empirisch für depressive Störungen leichten bis mittleren Schweregrades gut belegt ist und erste Ergebnisse auch für eine Wirksamkeit bei schwereren depressiven Störungen sprechen (vgl. Hautzinger et al. 1996; De Jong-Meyer et al. 1996), erlaubt die gegenwärtige Datenlage noch keine abschließende, konsensfähige Beurteilung bezüglich ihrer Wirksamkeit bei schweren Depressionen im Vergleich zu pharmakologischer Behandlung. Gleiches gilt für die Frage, ob und unter welchen Umständen eine Kombinationstherapie evtl. Vorteile gegenüber den Einzelbehandlungen (pharmakologisch oder psychotherapeutisch) bietet. Hier besteht weiterer Forschungsbedarf. Insbesondere bei Suizidalität, psychotischer Symptomatik, schwerer psychosozialer Beeinträchtigung etc. sollte jedoch auf eine medikamentöse Therapie nicht verzichtet werden. Es gibt keine gesicherten Differentialindikationen, die eine der genannten Kurzzeittherapien für bestimmte Symptomkonstellationen als besonders geeignet erscheinen lassen. Auch hier besteht weiterer Forschungsbedarf. Diese spezifischen Psychotherapieverfahren sollten nur durch entsprechend geschulte Therapeuten durchgeführt werden.

Insgesamt steht die empirische Psychotherapieforschung noch in ihren Anfängen, ihre Ergebnisse erlauben keine klaren differentialtherapeutischen Empfehlungen im Sinne von Therapieleitlinien. Im Folgenden werden daher die Psychotherapieformen, für die erste empirische Daten vorliegen, kurz vorgestellt und die wesentlichen Studien bezüglich ihrer Verwertbarkeit für Behandlungsleitlinien diskutiert.

Verhaltenstherapie

Depressive Störungen werden im Modell Lewinsohns (1974; 1985) gesehen als Resultat eines Verlustes an positiven Verstärkern insbesondere für aktives soziales Verhalten, ausgelöst etwa durch Partnerkonflikte, Probleme am Arbeitsplatz oder inadäquate soziale Fertigkeiten. Dieser Verstärkerverlust bewirkt, lerntheoretisch gesprochen, eine „Löschung" aktiven Verhaltens und infolgedessen eine weitere Reduktion positiver Verstärkung für aktives Verhalten. Dadurch entsteht ein Teufelskreis, der zusätzlich noch weiter angeheizt werden kann durch soziale Verstärkung des depressiven Verhaltens (z. B. durch vermehrte Zuwendung). Ihren theoretischen Modellannahmen entsprechend, liegt der Schwerpunkt der Therapiemaßnahmen bei der Verhaltenstherapie nach Lewinsohn auf dem Neuinstallieren der verlorengegangenen Verstärker für aktives soziales Verhalten. Der Patient wird angehalten und ermuntert, aktive positive Verhaltensweisen neu aufzubauen. Bei diesem Bemühen können die verschiedensten verhaltenstherapeutischen Techniken eingesetzt werden, u.a. systematische Verstärkung für aktives Verhalten, Selbstverstärkung, Verhaltensübungen, Verhaltensverträge etc. Die Therapie wird z.T. auch mit anderen Methoden kombiniert, wie kognitive Therapie nach Beck (s. u.), Entspannungstechniken und dem Training sozialer Kompetenzen.

Kognitive Therapie nach Beck

Das kognitive Depressionsmodell nach Beck (1974) postuliert als Grundlage depressiver Störungen spezifische, depressionsfördernde Störungen kognitiver Mechanismen, die zu einer verzerrten Wahrnehmung der Welt führen. Derartige dysfunktionelle informationsverarbeitende Mechanismen, die größtenteils automatisch ablaufen, sind z. B. Übergeneralisierungen, moralisch-absolutistisches Denken, willkürliche Schlußfolgerungen, selektive Abstraktionen etc. Als Konsequenz der verzerrten Weltwahrnehmung ergeben sich Defizite im Sozialverhalten, deren Auswirkungen die negativen Kognitionsmuster scheinbar bestätigen und dadurch weiter verstärken.

Das therapeutische Vorgehen bei der kognitiven Therapie nach Beck besteht in dem Bemühen, dem Patienten mittels systematischer Instruktionen und Übungen die kognitiven Verzerrungen bewußt und sie einer Überprüfung zugänglich zu machen. Anhand praktischer Beispiele werden dann die Auswirkungen dieser

Kognitionen auf das Verhalten des Patienten identifiziert und alternative Bewertungen erarbeitet. Ein aus diesen kognitiven Neubewertungen resultierendes angemessenes Verhalten wird am Beispiel ausgewählter konkreter Probleme praktisch eingeübt.

Tiefenpsychologisch orientierte Kurztherapie

Die tiefenpsychologisch orientierte Kurztherapie versteht, in psychoanalytischer Tradition, die manifeste depressive Symptomatik als Resultat einer Reaktivierung eines unbewußten Konfliktes bzw. einer Dekompensation eines ansonsten kompensierten Konfliktes (z. B. starke Abhängigkeits- und Versorgungswünsche gekoppelt mit Enttäuschung, Wut oder Ambivalenz). Die Therapie fokussiert auf ein klar umrissenes Symptom bzw. Problemfeld unter bewußter Vernachlässigung anderer Aspekte, definiert das Therapieziel und gibt schon zu Beginn einen klaren zeitlichen Rahmen vor. Als dominierende Technik wird die Deutung der Übertragungs- und Gegenübertragungsmechanismen eingesetzt, wobei alles Material im Sinne des Fokus interpretiert und bearbeitet wird.

Gesprächspsychotherapie

In der klientenzentrierten Gesprächstherapie nach Rogers wurden in den letzten 10 Jahren zielorientierte, störungsspezifische Konzepte bis hin zu Therapiemanualen entwickelt. In der störungsspezifischen Gesprächstherapie depressiver Störungen kommt es darauf an, die depressionstypische Thematik sowohl auf der Symptom- wie auf der Selbstkonzept- und Beziehungsebene zu berücksichtigen. Im Sinne eines therapiephasenspezifischen Vorgehens stellen sich vor allem folgende Aufgaben:
- Vergegenwärtigen des depressiven Affektes hinsichtlich seiner verschiedenen „Tönungen" und den damit jeweils verbundenen Vorstellungen (Befürchtungen, Sorgen, Wünsche)
- Klären der depressionstypischen Inkongruenz zwischen überhöhtem Selbstideal und negativen Selbstbild sowie zwischen Autonomie- und Abhängigkeitswünschen

– Klären von depressionsspezifischen Beziehungserwartungen und Rollenzuschreibungen und den sich daraus ergebenden Konflikten einschließlich dem Erwarten von Konfliktlösungsmustern. Beachten, respektieren und fördern von jeweils individuellen Ressourcen.

Interpersonelle Therapie nach Klerman und Weissman

Die Anwendung des interpersonellen Ansatzes zur Entwicklung einer spezifischen Therapie depressiver Störungen beruht neben den Konzeptionen der interpersonellen Schule Sullivans und der Bindungstheorie Bowlbys und anderen darüber hinaus auf keinem expliziten psychologischen Theorie-Modell. Sie beruht vielmehr auf empirischen Befunden, die die enge Assoziation interpersoneller Probleme mit depressiver Symptomatik aufzeigen: Enge persönliche Bindungen („Attachment") sind für die normale psychische Entwicklung notwendig, ihr Vorhandensein schützt gegen die Entwicklung einer Depression im Anschluß an Verlusterlebnisse und Trauerreaktionen. Intime Bindungen und ausreichende soziale Einbindung und Unterstützung sind protektive, chronische interpersonelle Konflikte, insbesondere Ehekonflikte sind Risikofaktoren für die Entwicklung depressiver Symptomatik. Störungen interpersoneller Beziehungen sind nicht nur Risikofaktoren für die Entwicklung depressiver Störungen, sie können auch Resultat depressiver Symptomatik sein.

Die Durchführung der interpersonellen Therapie ist stark strukturiert und in einem Therapiemanual ausführlich in ihren einzelnen Schritten beschrieben. Sie gliedert sich in drei Phasen und beinhaltet üblicherweise 12 bis 20 ambulante Einzelsitzungen. Die einleitenden Sitzungen der ersten Phase dienen der genauen diagnostischen Klärung der depressiven Symptomatik, der Aufklärung des Patienten über seine Erkrankung und die mögliche Therapie sowie die Abklärung der Notwendigkeit zusätzlicher medikamentöser Behandlung. In den folgenden Sitzungen werden frühere und gegenwärtige interpersonelle Beziehungen des Patienten und ihre Beziehung zur aktuellen depressiven Symtomatik besprochen. Die erste Phase wird abgeschlossen mit einer Definition des(r) depressionsrelevanten Hauptproblembereich(e) des Patienten, auf die das geplante therapeutische Vorgehen in der IPT fokussiert werden soll, dem Abschluß eines Therapievertrages mit klarer Definition der Therapieziele sowie mit einer Einigung über das praktische Vorgehen und der Rolle des Patienten während der Therapie. Die zweite Phase, die das Kernstück der Therapie darstellt, besteht in der Bearbeitung eines oder zwei der Problembereiche: a) Verlust/Trauer, b) zwischenmenschliche Konflikte, c) soziale Rollenveränderungen und d) interpersonelle Defizite (z.B. soziale Isolierung). Bei der Bearbeitung dieser Themen werden neben spezifischen Techniken eine Vielzahl etablierter therapeutischer Techniken eingesetzt, z.B. Entwicklung adäquater Problemlöse-, Kommunikations-, und Streßbewältigungsstrategien, Klärung affektiver Komponenten bei Rollenübergängen, Klärung von Beziehungsmustern etc. In der abschließenden dritten Phase werden die mit dem Abschluß der Therapie auftretenden Gefühle bearbeitet und möglicherweise auftretende zukünftige Probleme und deren Bewältigungsmöglichkeiten diskutiert. In dieser Phase wird auch eine eventuelle Indikation für eine längerdauernde niederfrequente Erhaltungstherapie gestellt.

Empirische Untersuchungen zur Wirksamkeit einzelner Psychotherapieverfahren

Empirische Untersuchungen zur Effizienz von Psychotherapie sind mit einer Reihe methodischer Probleme belastet. Psychotherapeutische Verfahren sind nur schwer exakt zu operationalisieren. Obwohl für die hier diskutierten Verfahren spezielle Therapiemanuale entwickelt wurden und Skalen zur Bewertung der Kompetenz der Therapeuten und der Spezifität der Therapiedurchführung zur Verfügung stehen, werden entsprechende Informationen in den einzelnen Studien nur selten mitgeteilt. Zum Vergleich herangezogene Pharmakotherapien sind in einer Reihe von Studien nicht nach den inzwischen akzeptierten allgemeinen Standards durchgeführt worden. Die statistische Analyse der Daten ist sehr komplex und häufig unzureichend. Vergleiche beziehen sich nur auf die Mittelwerte der Symptomausprägung der einzelnen Gruppen bzw. auf die Zahl der erfolgreich therapierten Patienten in jeder Gruppe zu einem bestimmten Zeitpunkt bei sehr unterschiedlichen „follow-up"-Zeiträumen. Diese Analysemethode erlaubt also keine Beurteilung der kumulativen Rückfallwahrscheinlichkeit über einen gegebenen Zeitraum. „Survival"-Analysen, die bei Rückfall/Wiedererkrankungs-Studien eine sehr viel detailliertere Auswertung erlauben, sind nur bei den neueren Studien durchgeführt worden. Diese (und andere) methodischen Probleme erschweren die Beurteilung der durchgeführten Studien und lassen Raum für subjektive Bewertungen.

Verhaltenstherapie nach Lewinsohn: Die Wirksamkeit der Depressionstherapie nach Lewinsohn bei der Behandlung akuter depressiver Störungen ist sowohl in prä-post-Vergleichen als auch im Vergleich mit Kontrollgruppen gut belegt. Ein Vergleich mit anderen Therapieformen erbrachte eine Überlegenheit der Therapie nach Lewinsohn gegenüber psychodynamisch orientierter und humanistischer Therapie und etwa eine Gleichwertigkeit mit anderen verhaltenstherapeutischen Verfahren einschließlich kognitiver Therapie nach Beck. Im Vergleich mit medikamentöser Therapie schien die Therapie nach Lewinsohn in einer Studie überlegen zu sein (Übersicht: Grawe et al. 1994), hier gelten aber die schon oben diskutierten Vorbehalte bezüglich der adäquaten Durchführung der Pharmakotherapie in besonderem Maße.

Kognitive Therapie: Die kognitive Therapie nach Beck gehört zu den empirisch am besten überprüften Depressionstherapien. Die bisher publizierten Studien lassen keinen Zweifel daran, daß kognitive Therapie eine wirksame Therapie akuter depressiver Störungen darstellt. Dies zeigte sich sowohl bei prä-post-Vergleichen als auch bei Vergleichen mit unbehandelten Kontrollgruppen. Beim Vergleich mit anderen verhaltenstherapeutischen Verfahren (insbesondere Verhaltenstherapie nach Lewinsohn) zeigte sich die KT diesen als zumindest ebenbürtig. Problematischer ist ein Vergleich mit der Effizienz medikamentöser antidepressiver Therapie oder kombinierter Psychotherapie/Pharmakotherapie. Während einige Autoren auch in diesen Vergleichen eine Gleichwertigkeit oder sogar Überlegenheit kognitiver Verhaltenstherapie zu erkennen glauben, verweisen andere auf zwei wesentliche Fehlerquellen bei derartigen Vergleichen:

1. Fehlen einer Placebo-Kontrollgruppe: Studien, bei denen lediglich eine KT-Gruppe mit einer Pharmakotherapiegruppe verglichen wird, unterstellen die Wirksamkeit der Pharmakotherapie als gegeben. Die Wirksamkeit der Pharmakotherapie kann aber erheblich von der jeweiligen Patientenselektion (Schwere der Symptomatik, „endogenomorphe" Symptomatik) abhängen.
2. Inadäquate Pharmakotherapie: Die Kriterien einer adäquaten Pharmakotherapie werden häufig nicht eingehalten (ausreichend hohe Dosierung, ausreichend lange Behandlung, Bestimmung der Plasmaspiegel, Wechsel des Medikaments bei Therapieresistenz bzw. Potenzierung mit Lithium oder Schilddrüsenhormonen). Die einzige Studie, bei der sowohl eine adäquate Durchführung der Pharmakotherapie gewährleistet war als auch eine Placebo-Kontrollgruppe mituntersucht wurde (Elkin et al. 1989), zeigte wenig Unterschiede zwischen den mit Pharmakotherapie, kongnitiver Therapie, interpersoneller Therapie oder „clinical management" behandelten Gruppen (s.u.). Von den spezifischen Therapien schnitt die kognitive Therapie relativ am schlechtesten ab, ohne daß die Unterschiede signifikant waren. Eine Auswertung der Befunde für die schwerer gestörten Patienten zeigte allerdings eine deutliche Überlegenheit der Pharmakotherapie und eine mäßige Überlegenheit der IPT, die kognitive Therapie unterschied sich in ihrer Wirksamkeit auch bei dieser Auswertung nicht von der Kontrollgruppe.

Während Studien, die eine Überlegenheit der KT über Pharmakotherapie zu zeigen schienen, häufig durch eine inadäquate Durchführung der Pharmakotherapie und/oder das Fehlen einer Placebo-Kontrollgruppe in ihrer Aussagekraft beeinträchtigt waren, wird umgekehrt bei dieser Studie (Elkin et al. 1989), die eine deutliche Unterlegenheit der KT zu zeigen scheint, die Durchführung der KT kritisiert (Hollon et al. 1991).

Eine neuere Studie (Hollon et al. 1992), in der sowohl die Pharmakotherapie (Imipramin 200–300 mg über 9 Wochen) als auch die kognitive Therapie adäquat durchgeführt worden zu sein scheint, zeigte keine wesentlichen Unterschiede in der Effizienz der beiden Therapieverfahren. Der Schweregrad der depressiven Symptomatik zu Beginn der Behandlung hatte bei dieser Studie keinen Voraussagewert für den Erfolg kognitiver Therapie. Die Kombination beider Verfahren erbrachte leichte, aber nicht signifikant bessere Ergebnisse als die Einzeltherapien. Auch bei dieser Studie ist die Aussagekraft durch das Fehlen einer Placebo-Kontrollgruppe eingeschränkt. Die in dieser Studie erkennbare Tendenz zu einer leichten, aber nicht signifikanten Überlegenheit der Kombinationstherapie zeigte sich auch in einer Reihe anderer Studien (Übersicht: Hollon et al. 1991).

Die meisten bisher veröffentlichten kontrollierten Psychotherapiestudien untersuchten leichte bis mittelschwer depressive Patienten im ambulanten Setting. Lediglich in zwei multizentrischen Studien von Hauzinger et al. (1996) sowie von de Jong-Meyer et al. (1996) befaßte man sich sowohl mit stationären als auch ambulanten Patienten, die unter eher schweren Depressionen litten. In der ersteren wurde die Wirksamkeit von Antidepressiva und kognitiver Verhaltenstherapie als Monoverfahren sowie als Kombinationsbehandlung erforscht. Es zeigte sich, daß durch die 8wöchige Kombinationsbehandlung mit Amitriptylin und KVT gegenüber den jeweiligen Einzelbedingungen kurzfristig keine Vorteile erreicht werden konnten (Hauzinger et al. 1996). In der Katamnese wurde jedoch deutlich, daß nach den psychiatrisch-pharmakologischen Behandlungen signifikant mehr Rückfälle und Symptomverschlechterungen eintraten als nach der KVT bzw. der Kombinationstherapie. In der Multizenterstudie von de Jong-Meyer und Kollegen (1996) zeichnete sich bei den stationären Patienten, die mit Amitriptylin plus KVT behandelt wurden, nur ein begrenzter additiver Effekt gegenüber Amitriptylin plus stützenden Gesprächen ab. Längerfristig ergaben sich jedoch Vorteile.

Zusammenfassend kann man wohl trotz der noch unbefriedigenden Datenlage die KT als ungefähr gleichwirksam wie die Pharmakotherapie bei der Behandlung akuter depressiver Störungen ansehen. Unterschiede in der Kompetenz der Therapeuten in der Durchführung der Psychotherapie, Unterschiede in der Durchführung der Pharmakotherapie und Variationen in der speziellen Zusammensetzung des Patientenkollektivs können die Abweichungen der verschiedenen Studien untereinander erklären. Eine Kombination aus KT und Pharmakotherapie könnte gewisse Vorteile aufweisen, die Unterschiede zu den Einzeltherapien sind aber offenbar nicht sehr ausgeprägt, so daß bei den bisherigen Stichprobengrößen keine signifikanten Effekte erhalten werden konnten.

Tiefenpsychologisch orientierte Therapien: Für langfristige, psychodynamische Therapien liegen kaum empirische Wirkungsnachweise vor. Meta-Analysen der entsprechenden Kurztherapien zeigten in einigen (Svartberg & Stiles 1991; Grawe et al. 1994), aber nicht allen Auswertungen (Crits-Christoph 1992) eine Überlegenheit der kognitiven Therapie über psychodynamische Kurztherapien.

Gesprächspsychotherapie nach Rogers: Seit Ende der 80er Jahre liegen auch Untersuchungen zur Effektivität der Gesprächstherapie bei depressiven Störung vor, die ausgeprägte antidepressive Effekte belegen. Die Studien beziehen sich auf ambulante wie stationäre Behandlungsbedingungen. In 1-Jahres-Katamnesen konnten anhaltende Effekte gesichert werden. Systematisch untersucht wurden auch Wechselwirkungen und Effekte der Kombination mit antidepressiver Medikation. Da ein wesentliches Charakteristikum der Gesprächspsychotherapie im Klären selbstreflexiver Emotionen wie Schuld- und Schamgefühl einerseits und einer betonten Stützung des Selbstwerterlebens andererseits besteht, sind Erfolge speziell bei Depressiven auch aus den therapietheoretischen Prämissen dieses Verfahrens gut ableitbar.

Interpersonelle Therapie: Zur akuten Wirksamkeit von IPT bei ambulanten Patienten mit einer Major Depression im Vergleich zu medikamentöser Behandlung liegen zwei große Studien vor: Weissman et al. (1979) verglichen IPT (allein, ohne zusätzliche Medikation) mit einer Behandlung mit Amitriptylin (ohne zusätzliche Psychotherapie), einer Kombination von Amitriptylinbehandlung mit

IPT und einer Kontrollgruppe (keine spezifische Therapie, aber unterstützende Gespräche). Am Ende der Therapiephase (16 Wochen) waren die drei aktiven Therapien in etwa gleich effektiv und deutlich den Kontrollbedingungen überlegen. Die Kombinationstherapie (IPT + Amitriptylin) schien insgesamt am erfolgreichsten zu sein (nicht signifikanter Trend). Bei einer Nachuntersuchung nach einem Jahr ergaben sich zwar keine signifikanten Unterschiede zwischen den Gruppen bezüglich Symptomatologie, Rückfallhäufigkeit bzw. Wiedererkrankungsrate, die (vormals) IPT-behandelten Patienten erwiesen sich aber als deutlich erfolgreicher in sozialen Aktivitäten. Elkin und Mitarbeiter (1989) untersuchten im Rahmen der umfangreichen Depressionsstudie des National Institut of Mental Health 250 Patienten mit akuter Depression, die in vier Behandlungsgruppen aufgeteilt wurden: 1. kognitive Therapie nach Beck, 2. IPT, 3. Behandlung mit Imipramin und „clinical management" (20- bis 30minütige unterstützende Gespräche mit einem Psychiater, der die medikamentöse Behandlung betreute), 4. Placebo und „clinical management". Die Aussagekraft dieser Studie ist trotz ihres enormen Umfangs eingeschränkt dadurch, daß „clinical management" allein offenbar ebenfalls deutliche therapeutische Effekte aufweist. Bei einer sehr konservativen Auswertung der Daten findet man daher nur wenige signifikante Unterschiede zwischen den Gruppen bei insgesamt hochsignifikanten prä-post-Unterschieden bei allen Gruppen. Bedingt durch den unerwartet hohen therapeutischen Effekt der „clinical management"-Gruppe zeigte sich keine signifikante Überlegenheit der beiden Psychotherapieverfahren und nur eine geringfügige Überlegenheit der medikamentösen Therapie über diese „Kontrollbehandlung". Unterschiede zwischen den drei aktiv behandelten Gruppen (IPT, KT, IMI) waren nicht signifikant Eine weniger konservative Auswertung ergab eine Überlegenheit auch der IPT-Gruppe über die Kontrollgruppe. Die geringen Unterschiede zwischen den Gruppen sind offenbar darauf zurückzuführen, daß bei dieser mit ambulanten Patienten durchgeführten Studie ein großer Prozentsatz (ca. 60%) nur leicht oder mittelmäßig beeinträchtigter Patienten beteiligt war. Bei gesonderter Auswertung dieser Patienten zeigten sich keinerlei Unterschiede zwischen den Gruppen, „clinical management" mit Placebo war ebenso effektiv wie die drei speziellen Therapieformen. Umgekehrt zeigte sich die an der gesamten Stichprobe gefundene Reihenfolge der Effektivität der drei Therapiemaßnahmen sehr viel deutlicher, wenn die Analyse auf die Gruppe der schwerer erkrankten Patienten beschränkt wurde: Hier war sowohl die Pharmakotherapie als auch die IPT der Kontrollbehandlung deutlich überlegen. Eine Überlegenheit der kognitiven Therapie gegenüber der Kontrollbehandlung war statistisch nicht signifikant, obwohl auch kein signifikanter Unterschied zur IPT auszumachen war. Zusammenfassend zeigen die Ergebnisse dieser äußerst umfangreichen Studie, daß sowohl Pharmakotherapie als auch Psychotherapie, insbesondere IPT, effektiv zur Behandlung akuter depressiver Störungen eingesetzt werden können, bei einer schwerer ausgeprägten Symptomatik erscheint nach dieser Studie die Pharmakotherapie überlegen zu sein. Die Ergebnisse zeigen aber auch, daß bei leichteren depressiven Störungen eine supportive psychiatrische Führung zunächst gerechtfertigt sein könnte.

Wirkung von Psychotherapie in der Erhaltungstherapie und Rezidivprophylaxe: Eine Reihe von Studien untersucht die Frage, ob kognitive Therapie oder IPT, die während der Behandlung einer akuten depressiven Störung durchgeführt wird, vor einem Rückfall nach Beendigung der Behandlung schützt. In einigen älteren Studie wurden trotz erheblicher methodischer Mängel erste Hinweise auf einen solchen schützenden Effekt von KT erhalten (Übersicht: Hollon et al. 1991) In einer neueren, besser kontrollierten Studie (Evans et al. 1992) wurde ein solcher Effekt bestätigt, ob dieser sich jedoch auch auf einen Schutz vor „Wiedererkrankung" (zur Definition vgl van Calker & Berger 1995) erstreckt, bleibt zu klären.

In einer ersten „follow-up"-Untersuchung der schon wiederholt erwähnten ambitionierten NIMH/Collaborative Research Program-Studie (Elkin et al. 1989) wurden dagegen keinerlei Hinweise auf eine solche „Schutzwirkung" von KT erhalten. 18 Monate nach Beendigung der unterschiedlichen Therapiemaßnahmen hatten bis zu 50% aller Patienten einen Rückfall erlitten, es fanden sich keine wesentlichen Unterschiede in den Rückfallraten der vier Behandlungsgruppen (Shea et al. 1992). Eine wesentliche Aussage dieser

Studie ist, daß eine Behandlungsdauer von nur 16 Wochen (wie in dieser Studie) für eine Rückfallverhütung zu kurz ist. Der „natürliche" Verlauf einer depressiven Episode ohne Behandlung dauert in der Regel 6 bis 12 Monate, in dieser Zeit ist das Risiko eines Rückfalls besonders hoch (Übersicht: van Calker & Berger 1995). Auch IPT während der Akutbehandlung zeigte in dieser Studie keinen schützenden Effekt nach Beendigung der Therapie.

Zusammenfassend gibt es nach den vorliegenden Studien keine sicheren Hinweise auf eine rückfallsprophylaktische Wirkung von IPT nach Beendigung der Behandlung und nur methodisch recht umstrittene Anhaltspunkte für einen solchen Effekt von KT. Wenn überhaupt ein schützender Effekt von KT vorliegt, dann bezieht sich dieser nach den vorliegenden Studien nur auf Rückfallprophylaxe („relaps") innerhalb der Hochrisikozeitspanne von bis zu 12 Monaten nach Therapieende, nicht auf einen Schutz vor „Wiedererkrankung".

Die Frage, ob sich durch eine Weiterführung der Psychotherapie ein derartiger schützender Effekt erzielen läßt, ist nach diesen Ergebnissen von besonderer Relevanz. Eine Reihe von Studien, die z. T. nur Pilotcharakter haben oder methodisch angreifbar sind, weisen auf einen rückfallprophylaktischen Effekt von KT-Erhaltungstherapie hin, ohne daß eine abschließende Bewertung möglich wäre. Klarer ist die Datenlage bei der IPT: In einer ersten Studie (Klerman et al. 1974) wurden 150 ambulante Patienten, die erfolgreich mit Amitriptylin behandelt worden waren, 8 Monate lang unterschiedlich weiterbehandelt. Erhaltungstherapie mit IPT allein führte zu einer statistisch nicht signifikanten Verminderung der Rückfallrate im Vergleich zur Kontrollgruppe (unbehandelte oder Placebo-behandelte Patienten), aber zu deutlichen Verbesserungen in der sozialen Anpassung und zwischenmenschlichen Beziehungen. Die medikamentöse Behandlung (allein oder mit IPT kombiniert) bewirkte eine signifikante Verringerung der Rückfallhäufigkeit. Die Kombinationstherapie unterschied sich nicht von der reinen medikamentösen Therapie in der Rückfallverhütung, führte aber zur besseren sozialen Anpassung der Patienten (Weissman & Paykel 1974). „Follow-up"-Untersuchungen nach 6 und 12 Monaten (Weissman et al. 1979) ergaben keine wesentlichen Unterschiede zwischen den Gruppen, weder in der Symptomausprägung noch in der sozialen Anpassung der Patienten.

Eine neuere Studie von Frank und Mitarbeitern (1990) untersucht die Frage, inwieweit IPT allein oder in Kombination mit Pharmakotherapie die Wiedererkrankungshäufigkeit beeinflußt. Patienten mit wenigstens der dritten Episode einer Major Depression wurden mit einer Kombination aus IPT und Imipramin (150 bis 300 mg pro Tag) behandelt und so lange weiterbehandelt, bis eine völlige Stabilisierung der Remission eingetreten war, d.h. volle symptomatische Remission über 20 Wochen. 128 Patienten wurden nach erfolgreicher Therapie und 20wöchiger Stabilisierungszeit zufällig in fünf Behandlungsgruppen unterteilt: 1. IPT allein, 2. Imipramin 200 mg + „clinical management", 3. IPT + Placebo, 4. Imipramin + IPT, 5. „clinical management" + Placebo. Die Behandlungszeit betrug drei Jahre. Imipramin + „clinical management" oder in Kombination mit IPT hatte einen hochsignifikanten schützenden Effekt vor Wiedererkrankung, niedrig dosierte IPT allein (einmal pro Monat) einen doppelt so hohen Schutz wie Placebo + „clinical management". Die Kombinationstherapie schien – wenigstens im ersten Jahr – der Therapie mit Imipramin allein überlegen zu sein (Frank et al. 1990), ein Gruppenvergleich nach drei Jahren ergab allerdings keine signifikanten Unterschiede mehr.

Bewertung und Schlußfolgerungen für die Erstellung von Leitlinen für die psychotherapeutische Behandlung

Die psychologische und epidemiologische Forschung der letzten Jahrzehnte hat eine Vielzahl von Einflußgrößen identifiziert, die mit einer erhöhten (Risikofaktoren und Vulnerabilitätsfaktoren) bzw. einer erniedrigten (protektive Faktoren) Wahrscheinlichkeit, depressive Störungen zu entwickeln, korrelieren. In die Konstruktion psychologischer Depressionsmodelle gingen jedoch nur einige wenige dieser Einflußgrößen (Verstärkerverlust, mangelnde soziale Fertigkeiten, kognitive Störungen) ein. Darüber hinaus existiert jedoch noch eine Vielzahl weiterer Einflußgrößen (Hauzinger 1991), z.B. biologische Faktoren, Persönlichkeitsfaktoren (Neurotizismus, Rigidität etc.), soziale Faktoren (Arbeitslosigkeit, Stadtleben, finanzielle Sorgen, soziale Isolation, Mangel an sozialer Unterstützung etc.) und interpersonelle Faktoren (Beziehungskonflikte, Abhängigkeiten, gestörtes Kommunikationsverhalten etc.). Daß viele dieser Einflußgrößen als „interpersonell" im weitesten Sinne aufgefaßt werden können, erklärt möglicherweise den Erfolg der speziell auf die Bearbeitung dieser Problembereiche zugeschnittenen IPT. Diese Faktoren sind untereinander vielfältig kausal vernetzt. Jeder einzelne Faktor für sich erklärt nur einen geringen Prozentsatz der Varianz. Bessere Ergebnisse erhält man, wenn verwandte Faktoren zu Clustern zusammengefaßt werden (Kendler et al. 1993). Versuche, die in den expliziten psychologischen Depressionsmodellen (Lewinsohn, Seligman, Alloy, Beck) postulierten Zusammenhänge und ätiologischen Annahmen empirisch zu belegen, führten zu keinen signifikanten Ergebnissen (Übersicht: Hauzinger 1991). Dies ist angesichts der Vielzahl empirisch belegter Einflußgrößen, von denen jeweils nur wenige zur Hypothesenbildung benutzt wurden, nicht weiter erstaunlich. Zudem können viele der gefundenen Faktoren sowohl Ursache als auch Resultat depressiver Störungen sein. Die dadurch bedingten Rückkopplungsschleifen tragen zur Progression und Stabilisierung depressiver Symptomatik bei. Dies erklärt möglicherweise, warum die verschiedenen depressionsspezifischen Psychotherapiemethoden sich als in etwa gleich wirksam erwiesen haben, obwohl die theoretischen Modelle, auf denen sie basieren, empirisch nicht eindeutig zu belegen waren und die Verfahren entsprechend ihrem theoretischen Grundmodell sehr unterschiedliche methodische Ansatzpunkte haben: Die Rückkopplungsschleifen, die die depressive Symptomatik fördern und aufrechterhalten, können offenbar an verschiedenen Stellen effektiv unterbrochen werden. Möglicherweise reicht zudem die Unterbrechung einiger weniger Rückkopplungsschleifen, um den die Störung generierenden Selbststabilisierungsprozeß zum Zusammenbrechen zu bringen (Hauzinger 1991). Aus diesen Überlegungen ergeben sich eine Reihe praktischer therapeutischer Konsequenzen für die Auswahl und Durchführung einer Psychotherapie bei depressiven Störungen:

1. Jeder Psychotherapie sollte eine ausführliche Analyse der individuellen Problem- und Symptomkonstellation des jeweiligen Patienten vorausgehen. Aufgrund der im Vordergrund stehen-

den Problematik sollte eine differentielle Indikationsstellung für eine der zur Verfügung stehenden Therapieformen getroffen werden. Hierbei sollte zunächst bestimmt werden, ob bei der dominierenden Problematik mehr eine „Klärungs"- oder mehr eine „problemlösend-bewältigungsorientierte" Therapieform (Grawe 1994) oder, wahrscheinlich am häufigsten, eine Kombination aus beiden angezeigt ist. Insgesamt erscheinen, je nach Problemlage, „maßgeschneiderte" Kombinationen der depressionsspezifischen Therapieformen vielversprechend (Grawe et al. 1994), wobei bei bestimmten Problemkonstellationen schulübergreifend auch weitere spezialisierte Techniken (z.B. Reizkonfrontation, Training sozialer Kompetenz) zum Einsatz kommen sollten.

2. Im Rahmen obengenannter Analyse sollte versucht werden, innerhalb des Netzwerkes von Rückkopplungsschleifen zentrale Angelpunkte zu finden, an denen das sich selbst stabilisierende System der Störung am effektivsten beeinflußt werden kann.

3. Dabei kann es unter Umständen ökonomischer sein, schon angelegte protektive Faktoren zu stärken und auszubauen („gesunde Anteile" zu stärken) als zu versuchen, neue protektive Faktoren zu installieren oder chronifizierte stabile Risikofaktoren (z.B. Persönlichkeitsfaktoren und ausgeprägte kognitive oder soziale Dysfunktionen) abzubauen.

4. Da biologische Faktoren wesentliche Risikofaktoren depressiver Störungen darstellen und auch diese sowohl Ursache als auch Resultat depressiver Symptomatik sein können (z.B. die biochemischen Korrelate von „Streß"), sollte eine Kombination von Psychotherapie mit medikamentöser Therapie erwogen werden, bei schweren Depressionen mit Suizidalität, psychotischen Symptomen, schwerer psychosozialer Beeinträchtigung oder bisheriger Therapieresistenz erscheint die medikamentöse Behandlung unverzichtbar.

3.5.5 Soziotherapeutische Maßnahmen bei depressiven Störungen

Jede Therapieplanung bei der Depressionsbehandlung muß die Notwendigkeit soziotherapeutischer Interventionen als zentrale oder unterstützende Therapiemaßnahmen bedenken. Derartige soziotherapeutische Maßnahmen können sein: Einbeziehung der Angehörigen (z.B. Aufklärung der Angehörigen, Entlastung von Schuldgefühlen, Verbesserung der Compliance, Prävention suizidaler Krisen; stationär sogenannte Angehörigengruppen), Einbeziehung des Arbeitsmilieus (z.B. gemeinsame Gespräche Patient, Betriebsarzt, Arbeitgebervertretung, Personalrat), sodann Entpflichtung des Patienten (z.B. Herausnahme aus dem Arbeitsfeld durch Krankschreibung, Vermittlung von Hilfen für den Haushalt), Einbeziehung des psychosozialen Beratungsfeldes (z.B. sozialpsychiatrische Dienste, psychosoziale Beratungsstellen, Ehe- und Familienberatung, Berufsberatung, Beratung in Rentenfragen, Herstellung von Kontakten zu Ämtern wie Sozialamt, Alteneinrichtungen, o.ä.) und konkrete Vermittlung von Hilfen (z.B. Haushaltshilfen, Kinderbetreuung, Einbeziehung der Gemeindeschwester, ggf. ambulante psychiatrische häusliche Pflege, Einbeziehung von Altengruppen, Versorgung durch „Essen auf Rädern", Herstellung von Kontakten mit Tagesstätten und Tageskliniken). Soziotherapeutische Arbeit bei Depressiven zielt auf 4 genannte Schwerpunkte: Entpflichtung des Patienten, Einbeziehung von Angehörigen und Umfeld, Beratung und Unterstützung durch die Einrichtungen des psychosozialen Versorgungsnetzes, konkrete Vermittlung von Hilfen für die Alltagsbewältigung.

Weitere soziotherapeutische Möglichkeiten umfassen stundenweise Wiedereingliederung in den Arbeitsprozeß in Zusammenarbeit zwischen Arbeitgeber und Krankenkasse, zeitlich befristete Berentung wegen Erwerbsunfähigkeit, unbefristete Berentung wegen Berufs- und Erwerbsunfähigkeit (Begutachtung, Sozialgericht), seltener Rehabilitationsmaßnahmen auf der Arbeitsschiene im engeren Sinne (Tagesklinik, RBK, Werkstatt für Behinderte, u.ä.), Umschulungen, Förderung von Weiterbildung.

Die Schwerpunkte soziotherapeutischer Arbeit liegen bei akut erkrankten Depressiven und bei chronisch bzw. rezidivierend erkrankten Patienten unterschiedlich. Beim chronisch bzw. rezidivierend depressiv erkrankten Menschen wird eine soziotherapeutische (Sozialarbeiter, Sozialpädagogik) Begleitung und Fürsorge unumgänglich sein und sich insbesondere auf Fragen des Arbeitsplatzes (Kündigungsschutz, z.B. Schwerbehindertenausweis, Schutz vor Rückstufung, Gespräche mit Betriebsarzt, Personalrat, Arbeitgebervertretung u.ä.) sowie Fragen der Berentung (Berentung auf Zeit, auf Dauer) beziehen; die psycho- und sozialtherapeutische Einbeziehung von Angehörigen und engerem Lebensfeld ist gefordert. Bei akut und erstmals erkrankten Depressiven ist üblicherweise von der völligen Wiederherstellung der Arbeitsfähigkeit auszugehen, so daß hier soziotherapeutische Maßnahmen sich auf vorübergehende Entpflichtung des Patienten durch Krankschreibung, Entlastung im Haushalt, Organisation der Versorgung (z.B. bei alten depressiven Menschen) und Klärung von aus der Therapie sich ergebenden psychosozialen Fragestellungen (z.B. Wechsel in ein Altenheim, Auszug aus der elterlichen Wohnung, Arbeitsplatzsuche, Umschulung) beziehen. Bei Menschen mit Depressionen im höheren Lebensalter wird die Frage der häuslichen Entlastung und Versorgung sowie evtl. einer Unterbringung im Altenheim bzw. im Altenpflegeheim anstehen.

Der behandelnde Arzt sollte um die psychosozialen Interventionsmöglichkeiten wissen und sie in der Depressionsbehandlung, wenn indiziert, auch in Anspruch nehmen.

3.5.6 Rezidivprophylaxe bei rezidivierenden depressiven Störungen

Eine rezidivprophylaktische Behandlung dient der Vorbeugung einer „Wiedererkrankung", also eines Wiederauftretens depressiver Symptomatik nach dem Zeitraum der „Erhaltungstherapie" (4–6 Monate nach Remission) (vgl. Abschnitt 3.2). Als Indikationskriterien für eine rezidivprophylaktische Behandlung unipolarer rezidivierender depressiver Störungen wurde vorgeschlagen:

2 Episoden innerhalb von 5 Jahren (einschließlich der „Indexphase")

Bei diesem Vorschlag werden allerdings wesentliche prognostische entscheidende Risikofaktoren nicht berücksichtigt, zum Beispiel:
- Familiäre Belastung (Erst-Grad-Angehöriger mit bipolarer oder unipolarer rezidivierender affektiver Störung)
- Frühes Ersterkrankungsalter (<20 Jahren)
- Spätes Ersterkrankungsalter (>50 Jahre)
- Komorbidität mit Angststörungen und Sucht
- Residuale Symptomatik, „Double Depression"
- Schwere vergangener Episoden (Suizidalität, psychotische Symptome, schwere psychosoziale Beeinträchtigung).

Bezüglich der Indikationskriterien für eine phasenprophylaktische Behandlung besteht daher weiter Forschungsbedarf.

Zur pharmakotherapeutischen Rezidivprophylaxe unipolarer depressiver Störungen existieren zwei Möglichkeiten:
1. Weiterführung der Medikation mit der in der Akut- und Erhaltungstherapie erforderlichen Dosis des Antidepressivums.
2. Lithium-Behandlung.

Es gibt keine sicheren Kriterien, die eine Differentialindikation für eine der beiden Möglichkeiten gestatten würde. Die Entscheidung wird daher nach gegenwärtigem Stand des Wissens von der Nebenwirkungsempfindlichkeit bzw. dem Symptomprofil des Patienten und ihrer jeweiligen „Passung" zum Nebenwirkungsprofil einer der beiden prophylaktischen Behandlungen abhängig zu machen sein. Ob es Unterschiede zwischen verschiedenen Antidepressiva in ihrer Wirksamkeit in der Rezidivprophylaxe gibt, ist nicht geklärt. Am besten belegt ist die rezidivprophylaktische Wirkung von Imipramin. Auch die SSRI's und die anderen „neuen" Antidepressiva sind offenbar zumindest bis zu einem Zeitraum von einem Jahr rezidivprophylaktisch wirksam. Zur notwendigen Länge einer rezidivprophylaktischen Behandlung gibt es bislang wenig aussagekräftige Studien. Für Imipramin wurde auch über den Zeitraum von 5 Jahren noch ein rezidivprophylaktischer Effekt nachgewiesen. Hier besteht weiterer Forschungsbedarf.

Auch für Psychotherapien, insbesondere die interpersonelle Therapie, wurde rezidivprophylaktische Wirkung gezeigt. Sie ist allerdings nach den wenigen bislang vorliegenden Studien offenbar weniger effektiv als medikamentöse Prophylaxe und sollte daher als alleinige Behandlung nur bei Patienten erfolgen, die eine medikamentöse Behandlung nicht tolerieren können (z. B. bei geplanter Schwangerschaft) oder ablehnen.

Wie bei der Akuttherapie ist auch bei der Rezidivprophylaxe das psychiatrische „Management" als Grundlage jeder Behandlung von besonderer Bedeutung. Insbesondere die Aufrechterhaltung des therapeutischen Bündnisses zur Förderung der Compliance (Medikamenteneinnahme!), die Entwicklung adäquater Bewältigungsmechanismen für die psychosozialen Folgen der Erkrankung sowie das Training von Erkennen von Frühwarnzeichen und die Entwicklung und Einübung entsprechender Bewältigungsstrategien sind neben spezielleren sowie soziotherapeutischen Maßnahmen für den Prophylaxeerfolg entscheidend.

3.6 Behandlung manischer Episoden

3.6.1 Wahl des Therapieverfahrens

Akute manische Episoden ohne (F30.1 bzw. 31.1) bzw. mit psychotischer Symptomatik (F30.2 bzw. 31.2) erfordern eine medikamentöse Behandlung in der Regel durch den Facharzt. Es sollte immer auch die Indikation zur stationären Behandlung geprüft werden wegen der Gefahr selbstgefährdender Handlungen infolge übersteigerter unrealistischer Selbsteinschätzung (z. B. riskantes Autofahren, unrealistische finanzielle Transaktionen) und potentieller Fremdgefährdung (z. B. riskantes Autofahren s.o., erhöhte Reizbarkeit und Aggressivität). Elektrokonvulsive Therapie ist bei der Behandlung manischer Episoden etwa gleich wirksam wie Pharmakotherapie. Sie kann als Alternative bei Kontraindikationen gegen Pharmakotherapie oder Therapieresistenz eingesetzt werden (vgl. Leitlinie Elektrokonvulsive Therapie).

Bei lediglich hypomanischer Symptomatik (F30.0 bzw. 31.0) kann unter Berücksichtigung der Vorgeschichte abwartendes Verhalten gerechtfertigt sein, z.B. bei hypomanischer Nachschwankung nach erfolgreich behandelter depressiver Episode bei bisherigem unipolaren Verlauf.

Eine spezifische psychotherapeutische Behandlung ist nach dem gegenwärtigen Erkenntnisstand erst möglich, wenn nach Abklingen der akuten manischen Symptomatik ein ausreichender Realitätsbezug des Patienten wieder hergestellt ist. Um so wichtiger ist in der Akutphase das „psychiatrische Management" (s. 3.1), mit den Schwerpunkten auf der Herstellung eines therapeutischen Bündnisses mit dem Patienten und seinen Angehörigen, der Förderung der Compliance sowie auf der Verhinderung krankheitsbedingter inadäquater Aktionen zur Veränderung der Lebenssituation.

3.6.2 Pharmakotherapie

3.6.2.1 Art und Indikation

Zur Behandlung sowohl der akuten manischen Episode als auch zur Erhaltungstherapie und Rezidivprophylaxe bipolarer Störungen werden prinzipiell stimmungsstabilisierende (antibipolare) Medikamente eingesetzt. Ausreichend untersucht in dieser Indikation sind derzeit nur Lithiumsalze, Valproat und Carbamazepin. Eine Wirksamkeit einer Reihe weiterer Substanzen bei der akuten Manie wird durch offene Studien bzw. Fallberichte nahegelegt (Lamotrigin (auch Phasenprophylaxe), Nimodipin, Verapamil, Gabapentin), ohne daß ausreichende Evidenz für allgemeine Empfehlungen vorliegen würde. Hier besteht weiterer Forschungsbedarf. Erste Ergebnisse von gegenwärtig noch nicht abgeschlossenen kontrollierten Studien zur Effektivität von Lamotrigin in der Phasenprophylaxe scheinen ermutigend.

Zusätzlich zu der Behandlung mit einem stimmungsstabilisierenden Medikament ist zumindest bei der Behandlung der akuten manischen Episode im allgemeinen auch eine Therapie mit

Neuroleptika und/oder Benzodiazepinen zur Sedierung erforderlich.

Die im folgenden gegebenen Empfehlungen beruhen auf dem gegenwärtigen, durch Studien belegten Stand des Wissens. Es muß jedoch betont werden, daß in Deutschland gegenwärtig keine generelle Zulassung zur Behandlung und Rezidivprophylaxe affektiver Erkrankungen für die als Alternative zu Lithium einsetzbaren Antikonvulsiva besteht. (Für einige, aber nicht alle, Carbamazepinpräparate existieren allerdings Teilzulassungen.) Die Anwendung dieser Mittel muß daher gegenwärtig im Rahmen der allgemeinen ärztlichen Therapiefreiheit erfolgen. Dies bedingt die Verpflichtung zur entsprechenden, am besten schriftlich dokumentierten, Aufklärung des Patienten. Für Valproat liegt eine Anmeldung zur Zulassung für die Indikation Behandlung der akuten Manie vor.

Die Auswahl zwischen den drei stimmungsstabilisierenden (antibipolaren) Pharmaka wird bestimmt durch folgende Faktoren:
- aktueller psychopathologischer Befund („klassische" euphorische Manie, dysphorische Manie, Mischzustand, Vorliegen psychotischer Symptome)
- Vorgeschichte (rapid cycling, bipolar I oder II, dysphorische oder psychotische Manie in der Vorgeschichte)
- früheres Ansprechen, Erfolg evtl. früherer rezidivprophylaktischer Behandlung
- Nebenwirkungsspektrum der drei Substanzen und Nebenwirkungsempfindlichkeit des Patienten
- Wunsch des Patienten.

Bei der Akutbehandlung der **euphorischen „klassischen" Manie** sind Lithium, Carbamazepin und Valproat nach gegenwärtiger Studienlage etwa gleich wirksam, wegen seiner besser nachgewiesenen prophylaktischen Wirksamkeit ist Lithium in dieser Indikation trotzdem noch Mittel der ersten Wahl, wenn nicht andere Argumente (Ansprechen in der Vorgeschichte, Nebenwirkungsempfindlichkeit des Patienten bzw. Kontraindikationen) dagegen sprechen. Wegen der induzierenden Wirkung von Carbamazepin auf P450-Isoenzyme, die eine Kombinationstherapie z.B. mit Neuroleptika,

Antidepressiva und Benzodiazepinen erschwert, wird als Alternative zu Lithium in dieser Indikation eher Valproat favorisiert.

Bei **Mischzuständen oder dysphorischer Manie sowie bei Manie mit psychotischen Symptomen** scheint nach bisheriger Studienlage Valproat gegenüber Lithium überlegen zu sein und wird daher in dieser Indikation als Mittel der ersten Wahl eingesetzt. Alternative bei mangelnder Wirkung oder Unverträglichkeit sind Lithium oder Carbamazepin.

Bei **rapid cycling** (vier oder mehr Episoden pro Jahr) ist Valproat offenbar Lithium überlegen, gleiches gilt vielleicht für Carbamazepin. Offene Studien und Fallberichte sprechen auf für eine Effektivität von Ca^{2+}-Antagonisten (Nimodipin), Gabapentin und insbesondere Lamotrigin. Als Medikamente der 1. Wahl wird in dieser Indikation daher Valproat eingesetzt, Alternativen bei Unwirksamkeit oder Unverträglichkeit sind Kombinationen aus Valproat und Carbamazepin bzw. aus Lithium und einem der Antikonvulsiva sowie andere Kombinationen. Hier besteht weiterer Forschungsbedarf.

Bei „rapid cycling" sollte besonderes Augenmerk auf eine Kontrolle der Schilddrüsenfunktion gelegt und eine evtl. Unterfunktion behandelt werden. Sehr hohe Dosen an T4 mit einer Erhöhung des Blutspiegels über dem Normalbereich hinaus sollen bei der Behandlung von „rapid cycling" wirksam sein, im allgemeinen in Verbindung mit gängigen Stimmungsstabilisierern. Auch hier besteht weiterer Forschungsbedarf.

Zur Behandlung einer Depression im Verlauf einer bipolaren Störung vgl. Abschnitt 3.5.2.6.

3.6.2.2 Kontraindikationen

Lithium
Lithiumsalze sind kontraindiziert bei schweren Herzerkrankungen, M. Addison, Niereninsuffizienz, sowie bei allen Erkrankungen, die eine Störung des Natriumhaushaltes bedingen und bei Notwendigkeit der Einhaltung einer natriumarmen Diät. Vorsicht ist geboten bei Schilddrüsenerkrankungen und vorgeschädigtem ZNS (Gefahr cerebraler Krampfanfälle). Das teratogene Risiko einer Behandlung

mit Lithium im ersten Trimenon der Schwangerschaft wird heute aufgrund neuerer prospektiver Studien als geringer eingeschätzt als frühere retrospektive Studien nahegelegt hatten. Das Risiko von fötalen Schädigungen muß daher in jedem Fall unter Berücksichtigung des bisherigen klinischen Verlaufs individuell gegenüber dem Risiko eines Wiederauftretens affektiver Erkrankungen abgewogen werden. Entsprechende Aufklärungsgespräche müssen sorgfältig dokumentiert werden. Kommt es unter Lithium-Behandlung zu einer Schwangerschaft und Lithiumexposition des Fötus, so sind regelmäßige sonographische und echokardiographische Kontrollen unerläßlich. Wird Lithium wegen Eintretens einer Schwangerschaft abgesetzt, so kann, mit geringerem teratogenen Risiko, in der zweiten Schwangerschaftshälfte wieder mit einer Lithiumbehandlung begonnen werden, wenn der bisherige Verlauf der affektiven Störung eine dringende Indikation erkennen läßt. Während der Schwangerschaft sind, wegen des erhöhten extrazellulären Flüssigkeitsvolumens und der erhöhten glomerulären Filtrationsrate meist höhere Lithiumdosen für den gleichen Plasmaspiegel erforderlich. Engmaschige Kontrollen des Lithiumspiegels sind erforderlich. Unmittelbar postpartal kommt es zu einem raschen Anstieg des Lithiumspiegels, die Dosis sollte daher in den letzten Tagen vor dem Geburtstermin reduziert oder evtl. ganz abgesetzt werden. Spätestens unmittelbar nach der Geburt sollte, wegen dem extrem erhöhten Risiko einer Wochenbettpsychose bei Frauen mit anamnestisch bekannter affektiver Störung, wieder mit der Lithiumprophylaxe begonnen werden.

Valproat
Valproat ist kontraindiziert bei bekannter Überempfindlichkeit gegen Valproat, Porphyrie, akuter oder chronischer Lebererkrankung oder bei positiver Familienanamnese bezüglich unklarer oder metabolischer Leberkrankheit, Geschwistertod unter Valproattherapie sowie schwerwiegenden Pankreasfunktionsstörungen. Besondere Vorsicht ist geboten bei Knochenmarksschädigungen, Gerinnungsstörungen, Niereninsuffizienz, systemischem Lupus erythematodes.

Während der Schwangerschaft, zumindest im ersten Trimenon, ist Valproat wegen teratogener Effekte (insbesondere Fehlbildungen des Neuralrohres) kontraindiziert. Falls in Ausnahmefällen dennoch die Gabe von Valproat erfolgt (z. B. bei sonst nicht beherrschbarem, schwersten Rapid Cycling) sollte die minimal wirksame Dosis als Monotherapie gegeben werden, aufgeteilt in mehrere kleine Einzeldosen unter engmaschiger Überwachung des Plasmaspiegels und des a_1-Fetoproteins. Da die teratogenen Effekte auf Veränderungen im Folsäuremetabolismus zurückgeführt werden, wird die Gabe von Folsäure empfohlen. Zusätzlich sind Ultraschalluntersuchungen des Fetus durchzuführen.

Carbamazepin
Carbamazepin ist kontraindiziert bei bekannter Überempfindlichkeit gegen Carbamazepin, Vorliegen eines AV-Blockes u.a. kardialen Überleitungsstörungen, akuter intermittierender Porphyrie, schweren Leberfunktionsstörungen, bekannten Knochenmarksschädigungen sowie in Kombination mit MAO-Inhibitoren. Während der Schwangerschaft bestehen ähnliche teratogene Risiken wie bei Valproat, insbesondere im ersten Trimenon.

3.6.2.3 Unerwünschte Begleitwirkungen

Lithium
Übliche Nebenwirkungen (bei bis zu 75% der Patienten) unter Lithiumtherapie sind Polyurie, Polydipsie, Gewichtszunahme, kognitive Beeinträchtigungen (Gedächtnis, Konzentrationsfähigkeit), Tremor, gastrointestinale Probleme, Akne und Oedeme. Viele dieser Nebenwirkungen können durch mäßige Dosisreduktion minimiert werden. Thiaziddiuretika verringern den lithiumindizierten Diabetes insipidus, führen aber zu Kaliumverlusten und über eine erhöhte Reabsorption zu einer Erhöhung des Lithiumspiegels. Dosisanpassung und evtl. Kaliumsubstitution sind daher erforderlich. Amiloride soll ebenfalls zur Behandlung der Polyurie/Polydipsie effektiv sein, ohne die erwähnten unerwünschten Wirkungen auf den Lithiumspiegel.

5–35% der lithiumbehandelten Patienten entwickeln eine (nach Absetzen reversible) Schilddrüsenunterfunktion, die eine Behandlung mit Thyroxin notwendig macht. Eine weitere, seltenere Nebenwirkung ist die Auslösung oder Verschlimmerung einer Psoriasis.

Nach langjähriger Lithiumtherapie (>10 Jahre) zeigt sich bei 10–20% aller Patienten eine unspezifische interstitielle Nephropathie, die mit einer verringerten renalen Konzentrationsleistung verbunden ist, im allgemeinen ohne Einschränkung der glomerulären Filtrationsrate. In sehr seltenen Fällen kommt es zu einem nephrotischen Syndrom, das nach Absetzen in der Regel reversibel ist, nach Reexposition aber rasch wieder rezidiviert.

Valproat

Gastrointestinale Störungen und Sedierung sind zu Beginn einer Behandlung typisch und bessern sich in der Regel nach Weiterführung der Therapie, evtl. nach Dosisanpassung. Sie können durch Verwendung eines retardierten Valproatpräparates minimiert werden. Tremor und benigne leichtere Erhöhungen der Transaminasen sind ebenfalls häufig. Seltener kommt es zu Haarausfall, symptomatischen Thrombozytopenien und Leukozytopenien, die nach Dosisreduktion oder Absetzen reversibel sind. Sehr selten sind potentiell gefährliche ideosynkratische Ereignisse wie irreversibles Leberversagen, Pankreatitis und Agranulozytose. CAVE: Kombination mit Thrombozytenaggregationshemmern.

Carbamazepin

Insbesondere zu Beginn der Therapie kommt es häufig vorübergehend zu Müdigkeit, Ataxie, Übelkeit und Sehstörungen (Doppelbilder bei initial hoher Dosierung, z.B. bei der Behandlung der akuten Manie!), in der Regel reversibel nach weiterer Behandlung und evtl. Dosisreduktion. Weitere, etwas seltenere Nebenwirkungen umfassen Hauterscheinungen, milde Leukozytopenien und Thrombozytopenien, Hyponatriämie sowie benigne Transaminaseerhöhungen. Sehr selten kommt es ideosynkratisch zu der potentiell lebensbedrohlichen Entwicklung einer Agranulozytose, aplastischen Anämie, exfoliativen Dermatitis (z.B. Steven-Johnson Syndrom), Pankreatitis oder Leberversagen.

3.6.2.4 Applikation und Dosierung

Lithium

Lithium sollte, wenn der psychopathologische Zustand des Patienten es erlaubt, einschleichend aufdosiert werden, um die initial ausgeprägteren Nebenwirkung zu minimieren. Steady state Konzentrationen stellen sich 5 Tage nach jeder Dosiserhöhung ein. Zu diesem Zeitpunkt sollte der Plasmaspiegel bestimmt werden, da das „therapeutische Fenster" von Lithium relativ eng ist (0,6–1,0 mmol/l). Für die Akuttherapie manischer Episoden werden höhere Spiegel (0,8–1,0 mmol/l) als zur Erhaltungstherapie bzw. Rezidivprophylaxe benötigt. Studien zur Frage der optimalen Serumspiegel sprechen allerdings für eine bessere Rezidivprophylaxe im höheren Spiegelbereich (0,8–1,0 mmol/l), bei gleichzeitig ausgeprägteren unerwünschten Wirkungen. Für jeden Patienten ist daher der optimale Spiegel (Verhältnis von tolerierbaren Nebenwirkungen zur Phasenprophylaxeeffektivität) individuell zu bestimmen.

Valproat

Wenn der psychopathologische Zustand des Patienten es erlaubt, sollte auch Valproat einschleichend aufdosiert werden, um die initialen Nebenwirkungen (gastrointestinale Störungen, neurologische Störungen) so gering wie möglich zu halten (z.B. 300 mg zweimal täglich als Initialdosis, Steigerung um 300 bis 600 mg/Tag alle 2–3 Tage). Bei akut manischen Patienten kann schneller aufgesättigt werden. Die „oral loading"-Strategie (20 mg/kg/Tag) führte in einer Studie zu einem schnellen (innerhalb von 3 Tagen) Eintritt der antimanischen Wirkung und war vergleichbar effektiv wie eine Behandlung mit Haloperidol (McElroy et al. 1996). Die antimanisch wirksamen Serumspiegel liegen zwischen 45 und 125 μg/ml (Bowden et al. 1996).

Carbamazepin

Carbamazepin sollte zur Vermeidung initial stärker ausgeprägter unerwünschter Wirkungen langsam aufdosiert werden, z.B. beginnend mit einer Tagesdosis von 200–600 mg (3 geteilte Dosen) mit Dosissteigerung in Schritten von 200–300 mg. Bei akut manischen Patienten kann eine schnellere Dosissteigerung sinnvoll sein. Die angestrebten Serumkonzentrationen betragen in Analogie zur Anfallsbehandlung 6–12 µg/ml, Dosisfindungsstudien für bipolare Patienten liegen aber nicht vor.

3.6.2.5 Vorgehen bei Behandlungsversagen

Bei Nichtansprechen auf Therapie mit dem antimanischen Medikament der ersten Wahl (Lithium bei „klassischer" euphorischer Manie, Valproat bei Mischzuständen, dysphorischer Manie oder rapid cycling), eventuell in Kombination mit adjuvanter Medikation (Neuroleptika, Benzodiazepine), wird empfohlen, zunächst die Medikation nicht gegen das Medikament zweiter Wahl auszutauschen, sondern mit einer Kombinationstherapie aus beiden Medikamenten eine Stabilisierung des psychopathologischen Zustandes anzustreben. Erst sekundär kann dann versucht werden, durch Ausschleichen der ersten Medikation eine Monotherapie zu erreichen. Speziell die Kombination aus Lithium und Valproat scheint gut wirksam und verträglich zu sein. Vorläufige Ergebnisse erster Studien sprechen auch für eine gute antimanische Wirksamkeit von Clozapin und Olanzepin. Diese Behandlung mit atypischen Neuroleptika ist daher wahrscheinlich in Zukunft eine zusätzliche Therapieoption bei Nicht-Ansprechen auf „klassische Stimmungsstabilisierer". Insgesamt besteht zum pharmakotherapeutischen Vorgehen bei therapieresistenter Manie weiterer Forschungsbedarf. EKT zeigte in einer Studie eine gute Wirksamkeit bei medikationsresistenten Manien.

3.6.2.6 Kombinationen und Wechselwirkungen

Stimmungsstabilisierende Medikamente werden bei der Akutbehandlung der Manie zur Überbrückung der Latenz bis zum Eintreten des antimanischen Effektes mit Neuroleptika und/oder Benzodiazepinen kombiniert. Da Carbamazepin durch Induktion der Cytochrom P450-Enzyme den Abbau dieser Substanzen verstärkt, ist in dieser Kombination eventuell eine Dosisanpassung nötig. Der gleiche Mechanismus kann auch zum Abfall der Serumkonzentration z. B. wichtiger internistischer Begleitmedikationen führen. Sowohl Valproat als auch Carbamazepin sind stark proteingebunden und können andere proteingebundene Medikamente aus der Proteinbindung verdrängen, mit dem Effekt eines deutlichen Ansteigens der freien, aktiven Komponenten. Vorsicht ist geboten bei der Kombination von Valproat mit Antikoagulantien (erhöhte Blutungsneigung), insbesondere auch Acetylsalizylsäure (erhöht zusätzlich den Valproatspiegel!).

Der Lithiumspiegel wird durch eine Reihe von Medikamenten beeinflußt (z. B. Thiaziddiuretika, ACE-Hemmer, nicht-steroidale Antiphlogistika). Die Kombination von Lithium und Neuroleptika ist normalerweise nicht sehr problematisch, über eine erhöhte Neurotoxizität einschließlich der Entwicklung eines malignen neuroleptischen Syndroms wurde aber berichtet.

Zu weiteren Medikamenteninteraktionen vgl. die Leitlinie Pharmakotherapie.

3.6.2.7 Therapiekontrolle

Die Auswirkungen einer Therapie mit stimmungsstabilisierenden Medikamenten müssen regelmäßig überprüft werden nach:
- Auftreten unerwünschter Nebenwirkungen bzw. toxische Wirkungen
- Eintritt des therapeutischen Effektes
- Compliance.

Die Besonderheit der potentiell unerwünschten Nebenwirkungen der Stimmungsstabilisierer erfordert auch einige zusätzliche, über die allgemeine körperliche Abklärung bei affektiven Erkrankungen hinausgehende Ausgangsuntersuchungen vor Beginn der Therapie.

Lithium
Vor Beginn einer Lithiumtherapie sollten bestimmt werden (bei akut manischen Patienten zum frühest möglichen Zeitpunkt), zusätzlich zum Routineprogramm (s. Abschnitt 2.1):
- T_3, T_4
- Kreatinin-Clearance

- Körpergewicht, Halsumfang
- Urinstatus
- ggf. Schwangerschaftstest
- EKG, Blutdruck, Puls
- EEG.

Falls die Kreatinin-Clearance unter 70 ml/min liegt, zusätzlich Bestimmung der glomerulären Filtrationsrate, bei Werten unter 60 mg/min: nephrologisches Konsil.

Kontrolluntersuchungen unter Lithiumtherapie

Lithiumserumspiegel sollten in der Aufdosierungsphase wöchentlich, 5 Tage nach der jeweiligen Dosiserhöhung durchgeführt werden. Wenn bei akut manischen Patienten eine schnellere Aufsättigung angestrebt wird oder der Verdacht auf toxische Spiegel besteht, ist häufigere Spiegelkontrolle notwendig, ebenso bei Lithiumspiegeln an der oberen Grenze des therapeutischen Bereichs ($\geq 1{,}0$ mM). Routinemäßige Spiegelkontrollen sollten in den ersten 4 Wochen der Therapie wöchentlich, anschließend für ein halbes Jahr monatlich und später in Abständen von ca. 3 Monaten vorgenommen werden. Medikamente, die den Lithiumspiegel erhöhen (Thiaziddiuretika, ACE-Hemmer, nichtsteroidale Antiphlogistika) sollten, wenn möglich, vermieden werden, andernfalls sind sehr engmaschige Lithiumspiegelkontrollen notwendig.

Regelmäßig kontrolliert werden sollten ferner:
- Halsumfang und Körpergewicht
- Schilddrüsenwerte
- Elektrolyte
- EKG
- Nierenwerte.

Valproat, Carbamazepin

Die Ausgangsuntersuchungen vor Beginn der Therapie sollten spezielles Augenmerk auf mögliche Leberfunktionsstörungen und Abnormitäten der Gerinnungsparameter sowie des Blutbildes legen. Blutbild und Leberwerte sollten bei Carbamazepin in den ersten 2 Monaten regelmäßig wenigstens alle 2 Wochen kontrolliert werden, anschließend in monatlichen und bei gleichbleibend normalen Befunden später in dreimonatlichen Abständen. Die unterschiedlichen Hersteller empfehlen z. T. engmaschigere, wenig praxisgerechte Kontrollen, z. B. wöchentliche Kontrollen im ersten Monat, anschließend monatliche Kontrollen. Bei Valproat sind längere Abstände (4–6 Monate) vertretbar, zusätzlich sollten Gerinnungsparameter und Amylase im Urin kontrolliert werden. Auch bei Valproat werden von den Herstellern z. T. wesentlich engmaschigere Kontrollen empfohlen (z. B. bis zur 9. Woche alle 2 Wochen, dann monatlich). Diese Empfehlungen beziehen sich aber auf die Epilepsiebehandlung von Kleinkindern, ab dem 15. Lebensjahr werden von den Herstellern monatliche Kontrollen empfohlen.

Da die sehr seltenen, aber lebensbedrohlichen idiosynkratischen Arzneimittelreaktionen durch Routinelaboruntersuchungen nicht verläßlich vorhergesagt bzw. ausgeschlossen werden können, müssen die Patienten über die Symptome von Leber- und Knochenmarksschädigungen (Fieber, Halsschmerzen, Mundulzera, Hämatome) aufgeklärt werden.

3.6.3 Andere somatische Behandlungsverfahren

Elektrokonvulsive Therapie (EKT) ist in der Behandlung akuter manischer Episoden etwa gleich effektiv wie Stimmungsstabilisierer. Sie wird aber vorwiegend zur Behandlung medikationsresistenter Manien eingesetzt. Als Therapie der ersten Wahl sollte EKT erwogen werden beim Vorliegen von manisch-deliranten Zuständen mit Hyperthermie sowie bei allen manischen Patienten, bei denen eine medikamentöse Behandlung kontraindiziert erscheint (z. B. Schwangerschaft) (vgl. Leitlinie „Elektrokrampftherapie").

3.6.4 Erhaltungstherapie und Rezidivprophylaxe bei bipolaren Störungen

In den meisten Fällen wird nach der Behandlung einer akuten manischen Episode eine Rezidivprophylaxe indiziert sein, da wegen des besonders hohen Rezidivrisikos bipolarer Störungen und des besonders hohen Gefährdungspotentials manischer Episoden schon beim Auftreten einer manischen Episode ernsthaften Schweregrades eine rezidivprophylaktische Behandlung erwogen werden sollte. Falls ein Absetzen der antibipolaren Medikation geplant ist, sollte dies nicht vor einer Zeitspanne von 4–6 Monaten (Erhaltungstherapie) erfolgen und dann nur sehr langsam vorgenommen werden, um keine Rückfälle zu provozieren.

Ein gutes Ansprechen auf einen bestimmten Stimmungsstabilisierer während einer akuten Manie scheint prognostischen Wert für seine Effizienz in der Rezidivprophylaxe zu besitzen. Die prophylaktische Wirksamkeit von Lithium ist am besten belegt. Erste klinische Studien sprechen für eine gute rezidivprophylaktische Wirkung auch von Carbamazepin, für Valproat liegen nur entsprechende Kasuistiken vor (eine placebokontrollierte Doppelblindstudie zum Vergleich der rezidivprophylaktischen Wirksamkeit von Valproat im Vergleich zu Lithium wird derzeit in den USA durchgeführt). Die Auswahl des rezidivprophylaktischen Medikamentes richtet sich nach zwei Gesichtspunkten:
1. Erfahrungen aus der Vorgeschichte.
2. Nebenwirkungsempfindlichkeit und Bedürfnis des Patienten.

Zu dem Vorgehen bei der Erhaltungstherapie nach einer depressiven Episode im Rahmen einer bipolaren Störung besteht Unklarheit. Eine insbesondere längerfristige Therapie mit einem Antidepressivum ist möglicherweise mit dem Risiko einer Auslösung manischer Episoden, Mischzuständen und/oder von „rapid cycling" verbunden. Andererseits besteht nach Remission einer depressiven Episode für eine Zeit von mindestens 4–6 Monaten ein deutlich erhöhtes Rückfallrisiko, das eine Erhaltungstherapie mit einem Antidepressivum erforderlich macht (vgl. Abschnitt 3.5.2.9). Ob eine alleinige Therapie mit einer antibipolaren Medikation als Erhaltungstherapie nach einer unter Antidepressivatherapie remittierten depressiven Episode zur Verhinderung eines depressiven Rückfall ausreicht, ist ungeklärt. In einer Studie wurde allerdings eine Überlegenheit einer Kombinationstherapie aus Imipramin und Lithium gegenüber einer alleinigen Lithium- oder

Imipramintherapie bei bipolaren Patienten gezeigt. Eine Kombination des Antidepressivums mit einem Stimmungsstabilisierer während der Erhaltungstherapie erscheint daher sinnvoll, falls nicht ohnehin eine phasenprophylaktische Behandlung schon besteht oder begonnen wird. Hier besteht dringender Forschungsbedarf. Eine besondere Situation besteht bei bipolaren „rapid cycling". Die hier vorliegende hohe Phasenfrequenz (≥ 4 Episoden pro Jahr) erlaubt keine Abgrenzung der „Erhaltungstherapie" (definitionsgemäß 4–6 Monate nach Remission der akuten Episode). Wenn bei einer depressiven Episode im Rahmen eines bipolaren rapid cycling überhaupt Antidepressiva eingesetzt werden, sollten diese nach Remission möglichst bald wieder ausgeschlichen werden, um keine Zyklusbeschleunigung zu induzieren.

Überwachung des Prophylaxeerfolges; psychiatrisches Management

Die unter 3.1 genannten Punkte gelten entsprechend. Insbesondere sollte auf erste Anzeichen von Stimmungslabilität geachtet und der Patient entsprechend instruiert werden, um rechtzeitig die Behandlung entsprechend anpassen zu können. Das Vorgehen bei solchen ersten Vorzeichen einer drohenden neuen Episode sollte mit dem Patienten vorweg geplant werden, um sein Einverständnis zu notwendigen Maßnahmen noch bei stabiler Stimmungslage zu erhalten. Die Einbeziehung von Angehörigen in diesen Prozeß ist anzustreben.

Bei fehlender oder nur partieller prophylaktischer Wirkung von Lithium wird von manchen Autoren empfohlen, zunächst eine Kombination von Lithium mit Carbamazepin oder Valproat auf ihre prophylaktische Wirkung zu testen und erst dann, bei Erfolg, zu versuchen, die Lithiummedikation auszuschleichen. Bezüglich des Vorgehens bei Nichtansprechen auf primäre Prophylaxe mit Carbamazepin oder Valproat oder bei Unwirksamkeit einer Kombination von Lithium mit einem Antiepileptikum besteht aus Mangel an gesicherten Daten keine Einigkeit. Dreierkombinationen, zusätzliche Gabe von Kalziumantagonisten und/oder Schilddrüsenhormonen werden diskutiert. Auch Clozapin und andere atypische Neuroleptika könnten prophylaktisch Wirksamkeit haben. Hier besteht weiterer Forschungsbedarf.

Das „psychiatrische Management" (vgl. Abschnitt 3.1) ist während der Rezidivprophylaxe bipolarer Störungen von besonderer Bedeutung. Wesentliche Ziele sind auch hier:
- Aufbau und Aufrechterhaltung eines therapeutischen „Bündnisses"
- Überwachung der Befindlichkeit des Patienten
- Psychoedukation
- Förderung der Compliance
- Förderung eines geregelten Ruhe/Aktivitätsrhythmus
- Entwicklung adäquater Bewältigungsmechanismen für die psychosozialen Effekte der bipolaren Störung.

3.6.5 Psychotherapie bei bipolaren Störungen

Einige der Ziele des „psychiatrischen Managements" können evtl. durch verschiedene, gegenwärtig in Entwicklung und Erprobung befindliche, spezifische Psychotherapieverfahren noch wirksamer erreicht werden. Hierzu gehören unter anderem:
- Verhaltenstherapeutisch orientierte Familientherapie
- Kognitive Verhaltenstherapie
- „Interpersonal and social rhythm therapy".

Insgesamt spricht die derzeitige Datenlage dafür, daß sowohl medikamentöse als auch nichtmedikamentöse Verfahren zur wirksamen Rückfallprophylaxe erforderlich sind. Obwohl bis heute erst wenige systematische Untersuchungen existieren, gibt es bereits Hinweise, daß die unabdingbare Pharmakotherapie bei bipolaren Störungen durch psychotherapeutische Verfahren wirkungsvoll ergänzt werden kann. So konnte gezeigt werden, daß durch Individual-, Gruppen- und Familientherapie die bekanntermaßen problematische Medikamentencompliance bei bipolaren Patienten erhöht sowie die Dauer und Anzahl der Klinikaufenthalte verringert werden kann. Die verschiedenen Therapieansätze sind kognitiver, verhaltenstherapeutischer, interpersoneller und psychodynamischer Ausrichtung.

B. Kurzversion der Behandlungsleitlinie Affektive Erkrankungen

Leitlinie 1: Grundlagen

- Punktprävalenz: alle depressiven Störungen über 10%
  Schwere behandlungsbedürftige Depressionen: 2-7%
  Lebenszeitprävalenz: 7-18%
  Dysthymie: Punktprävalenz 3%, Lebenszeitprävalenz 6%
  Bipolare Störung: Lebenszeitprävalenz 1-2% (bipolar I) bzw. 4-6% (alle bipolaren Störungen)
  Zyklothymia: Lebenszeitprävalenz 0,4-1%
- Erstmanifestation:
  Dysthymia und Zyklothymia: Jugend
  Bipolare Störungen: Adoleszenz bis drittes Lebensjahrzehnt
  Depressive Episoden: Häufigkeitsgipfel Mitte des dritten Lebensjahrzehnts
- Verlauf: episodisch; 2/3 abgegrenzte Episoden mit zwischenzeitlichen Phasen völliger Gesundheit, 1/3 partielle Besserung
- Episodendauer: Wochen bis Monate; 15-20% ≥12 Monate
- Prognose: Remission der einzelnen Phasen gut. Langzeitverlauf: Wiedererkrankungsrisiko 50-75% nach einer depressiven, >80% nach einer manischen Phase
- Ätiopathogenese: Vulnerabilitäts-Streßmodell.

Leitlinie 2: Diagnostik nach ICD-10

Vgl. Tabellen 1-3.

Leitlinie 3: Differentialdiagnostik

1. Andere nicht organische psychische Störungen mit affektiver Symptomatik:
   - Schizophrenie (F20)

- Akute psychotische Störungen (F21)
- Schizoaffektive Erkrankungen (F25)
- Persönlichkeitsstörungen (F6)
- Anpassungsstörungen (F4)
2. Organische affektive Erkrankungen

Leitlinie 4: Zusatzuntersuchungen

Ersterkrankungen

Obligat:
- Komplette körperliche und neurologische Untersuchung
- Differentialblutbild
- BSG
- Leberwerte
- Nierenwerte
- TSH.

Fakultativ:
- C-reaktives Protein
- T_3, T_4 (bei auffälligem TSH)
- Lues-Serologie (bei entsprechendem Verdacht)
- HIV-Test (bei entsprechendem Verdacht)
- Drogenscreening (bei entsprechendem Verdacht)
- Liquor cerebrospinalis (vor allem bei diagnostisch unklaren Bildern)
- CCT (empfehlenswert bei allen Ersterkrankungen, vor allen Dingen bei diagnostisch unklaren Bildern)
- MRT (bei pathologischem CCT-Befund oder zum Nachweis einer Pathologie, die nur mit MRT erkennbar ist (z. B. Darstellung von Strukturen im Hirnstamm)
- EEG (zur Differentialdiagnose, z. B. einer epileptischen Psychose, bei Risikopersonen zu Beginn und zur Verlaufskontrolle einer Pharmakotherapie)
- EKG (bei Risikopersonen)

- Röntgen-Thorax (bei entsprechender Indikation, d.h. bei Verdacht auf Lungenerkrankung).

Wiedererkrankungen

Obligat:
- Komplette körperliche und neurologische Untersuchung
- Differentialblutbild
- BSG
- Leberwerte
- Nierenwerte
- Kontrolle pathologischer Vorbefunde in anderen Untersuchungen.

Fakultativ:
- Medikamenten- und Plasmaspiegel (z.B. bei fehlendem Therapieansprechen, zur Compliance-Kontrolle, bei V.a. Medikamenteninteraktionen, bei multimorbiden oder sehr alten Patienten).

Leitlinie 5: Allgemeine Therapieprinzipien

- Behandlungsziele: Remission der akuten Symptomatik, Vorbeugung von Rückfällen bzw. Wiedererkrankungen
- Aufstellung eines Behandlungsplanes, Planung und Integration aller Behandlungsschritte in Absprache mit dem Patienten, eventuell seinen Angehörigen und den beteiligten Berufsgruppen
- Wesentlichste Elemente des Behandlungsplanes und des „psychiatrischen Managements":
  - Therapeutisches Bündnis
  - Psychoedukation
  - Vermittlung von Hoffnung und Entlastung
  - Förderung der Compliance

- Geregelte Ruhe/Aktivitätsrhythmus
- Kontrolluntersuchungen, Anpassung der Behandlung
- Entwicklung von Bewältigungsstrategien
- Verhinderung krankheitsbedingter voreiliger Aktivitäten zur Veränderung der Lebenssituation.

Leitlinie 6: Krankheitsphasen und Behandlungsziele

Akutbehandlung (bis zur Remission):
- Etablierung der therapeutischen Beziehung
- Psychoedukation
- Compliancesicherung
- Verhinderung von Eigen- und/oder Fremdgefährdung
- Möglichst rasche Remission der depressiven oder manischen Symptomatik durch Pharmako- und/oder Psychotherapie (und evtl. weitere therapeutische Maßnahmen)
- Einleitung flankierender soziotherapeutischer Maßnahmen.

Erhaltungstherapie (ca. 6 Monate bis zur Gesundung/Wiederherstellung)
- Festigung der therapeutischen Beziehung
- Sicherung der Compliance
- Fortführung der Pharmako- oder Psychotherapie
- Befundkontrolle, Früherkennung und Frühintervention bei drohenden Rückfällen.

Rezidivprophylaxe (ggf. über Jahre)
- Indikation: ≥ zwei depressive Episoden innerhalb von 5 Jahren bzw. eine manische Phase relevanten Schweregrades
- Aufrechterhaltung der therapeutischen Beziehung
- Sicherung der Compliance bzw. der rezidivprophylaktischen Medikation
- Befundkontrolle, Früherkennung und Frühintervention bei drohender Wiedererkrankung
- Aufrechterhaltung eines geregelten Ruhe/Aktivitätsrhythmus.

Leitlinie 7: Behandlungsinstitutionen

Indikationen zur stationären Behandlung:
- Suizidalität und sonstige Eigengefährdung
- Fremdgefährdung
- Drohende Verwahrlosung durch mangelnde häusliche Pflegemöglichkeit
- Behandlungsgefährdende psychosoziale Probleme.

Indikationen zur teilstationären Behandlung:
- Fehlen eines tragfähigen sozialen Netzwerkes
- Mangelnde Gewährleistung ausreichend frequenter ambulanter Versorgung.

Indikationen zur Überweisung an den niedergelassenen Facharzt:
- Mittelschwere bis schwere depressive Symptomatik
- Manien, Mischzustände
- Suizidale Gefährdung
- Therapieresistenz.

Leitlinie 8: Wahl eines geeigneten Behandlungsverfahrens bei depressiver Störung

Eine Therapie mit einem Antidepressivum muß (ggf. als Monotherapie) immer erfolgen bei:
- Schwerer depressiver Episode
- Chronischer depressiver Episode
- Früherem schlechtem Ansprechen auf alleinige Psychotherapie.

Patienten mit einer mittelschweren bis schweren Depression sollten medikamentös (mit Antidepressiva) behandelt werden, unabhängig davon ob gleichzeitig eine Psychotherapie erfolgt. Patienten mit einer leichten bis mittelschweren Depression, die eine alleinige Psychotherapie als erste Behandlung bevorzugen, können auch mit dieser Option behandelt werden.

Eine alleinige psychotherapeutische Behandlung ist z.B. zu diskutieren bei:
- Leichter bis mittelschwerer Symptomatik
- Kontraindikationen gegen antidepressive Pharmakotherapie
- Ablehnung medikamentöser Therapie durch den Patienten.

Eine Kombinationstherapie sollte erwogen werden bei:
- Fehlendem oder partiellem Ansprechen auf alleinige medikamentöse oder psychotherapeutische Behandlung
- Dysthymia, „double depression"
- Ausgeprägten psychosozialen Problemen
- Komorbidität mit Persönlichkeitsstörungen, Angststörungen, Eßstörungen, Zwangsstörungen, Sucht
- Wunsch des Patienten.

Die wesentlichste Basistherapie bei einer depressiven Episode im Rahmen einer bipolaren Störung ist die Behandlung mit einem stimmungsstabilisierenden Medikament (Lithium, Valproat, Carbamazepin).

Leitlinie 9a: Pharmakotherapie unipolarer depressiver Störungen, Akuttherapie

Antidepressiva:
- Tri- und tetrazyklische Antidepressiva
- SSRIs
- MAO-Inhibitoren
- Atypische und neue Antidepressiva.

Adjuvant:
- Benzodiazepine, niederpotente Neuroleptika.

Keine Differentialindikationen außer:
- SSRIs oder Clomipramin bei Komorbidität mit Zwangsstörungen
- MAO-Inhibitoren oder evtl. SSRIs bei atypischer Depression.

Kontraindikationen:
- TZA: z. B. Engwinkelglaukom, Pylorusstenose, Prostatahypertrophie, kardiale Vorschädigung
- SSRIs: Kombination mit MAO-Inhibitoren u.a. serotonergen Substanzen.

Nebenwirkungen:
- TZA: anticholinerge Wirkungen, Sedierung, (orthostatische) Hypotonie, Reflextachykardie, kardiale Reizleitungsstörungen
- SSRIs: Agitiertheit, Schlafstörungen, Nausea, sexuelle Funktionsstörungen.

Applikation und Dosierung:
- TZA: einschleichend aufdosieren, genügend hochdosieren (100–200 mg/die), individuelle Dosisanpassung.

Leitlinie 9b: Pharmakotherapie einer depressiven Episode im Rahmen einer bipolaren Störung (bipolare Depression)

- Einleitung einer antibipolaren medikamentösen Behandlung (Lithium, Valproat, Carbamazepin) bzw. Optimierung einer bestehenden antibipolaren Behandlung und einer Therapie mit einem Antidepressivum (vorzugsweise SSRI oder Bupropion).

Leitlinie 9c: Pharmakotherapie unipolarer depressiver Störungen: Vorgehen bei Behandlungsversagen

Nach 4–6 Wochen:
- Überprüfung von Compliance
- Überprüfung der Diagnose
- Plasmaspiegel, wenn nötig Dosisanpassung
- Wechsel des Antidepressivums

- Augmentierung (z. B. Lithium, Schilddrüsenhormone)
- Kombination von Antidepressiva
- Zusätzlich Psychotherapie
- EKT.

Leitlinie 9 d: Pharmakotherapie spezieller Subtypen der Depression

- Chronische Depression: TZA, SSRI's, MAO-I's
- Psychotische Depression: Kombination: TZA-Neuroleptika (EKT!)
- Atypische Depression: MAO-I's oder SSRI's
- Saisonale Depression: MAOI-I's (Licht!)
- Depresion und Angst: SSRI's (MAOI's), Mirtazapin, Nefazodon
- Kurze rezidivierende depressive Störung: Lithium, MAO-I's?

Leitlinie 9 e: Pharmakotherapie unipolarer depressiver Störungen: Erhaltungstherapie und Rezidivprophylaxe

- Nach Remission sollte immer eine 4–6monatige medikamentöse Erhaltungstherapie erfolgen, bevorzugt mit der vollen Wirkdosis des Antidepressivums
- Bei ≥ zwei depressiven Episoden innerhalb von 5 Jahren sollte für einige Jahre eine Rezidivprophylaxe erfolgen.

  Geeignet sind:
  - Antidepressiva (volle Dosis)
  - Lithiumsalze.

Leitlinie 10: Andere somatische Behandlungsverfahren bei affektiven Erkrankungen

Elektrokrampftherapie: Schwere, insbesondere wahnhafte Depressionen oder manische Episode bei Nichtansprechen auf Pharmakotherapie oder Kontraindikationen gegen Pharmakotherapie.

Lichttherapie: Bei saisonaler Depression.

(Partieller) Schlafentzug, Schlafphasenvorverlagerung: Adjuvante Therapie bei depressiven Störungen, insbesondere bei ausgeprägter Tagesschwankung.

Leitlinie 11: Psychotherapie bei depressiven Störungen

Psychotherapeutische Basisbehandlung:
- Psychoedukation,
- Aufbau eines vertrauensvollen Arzt-Patient-Verhältnisses,
- Entlastung,
- Positive Verstärker,
- Compliance etc.

Spezifische Psychotherapieverfahren:
- Interpersonelle Psychotherapie
- Kognitive Psychotherapie
- Verhaltenstherapie
- Evtl. psychodynamisch orientierte Kurzzeittherapie (weiterer Forschungsbedarf)
- Gesprächspsychotherapie.

Leitlinie 12: Soziotherapie bei affektiven Erkrankungen

- Einbeziehung von Angehörigen
- Einbeziehung des Arbeitsmilieus
- Entpflichtung des Patienten
- Einbeziehung des psychosozialen Versorgungsnetzes

- Konkrete Vermittlung von Hilfen für die Alltagsbewältigung
- Arbeitsversuch, stufenweise Wiedereingliederung
- (zeitlich befristete) Berentung.

Leitlinie 13: Behandlung manischer Episoden: Wahl des Therapieverfahrens

- In der Regel medikamentöse Behandlung durch den Facharzt
- Indikation zur stationären Behandlung muß sorgfältig geprüft werden (Gefahr der Eigen- und Fremdgefährdung)
- Elektrokonvulsive Therapie bei Therapieversagen oder Kontraindikationen gegen antibipolare Medikation.

Leitlinie 14: Behandlung manischer Episoden: Pharmakotherapie

Stimmungsstabilisierende Medikamente (Lithium, Valproat, Carbamazepin)
- adjuvant zur Sedierung: Neuroleptika, Benzodiazepine.

Euphorische „klassische" Manie:
- Lithium, Carbamazepin oder Valproat gleichwertig
- Medikament der ersten Wahl: Lithium.

Mischzustand, dysphorische Manie, psychotische Manie:
- Valproat (zweite Wahl: Carbamazepin, Lithium).

„Rapid cycling" (vier oder mehr Episoden/Jahr):
- Medikament der ersten Wahl: Valproat
- Alternative bei Unwirksamkeit/Unverträglichkeit/Kontraindikationen: Carbamazepin
- Kombinationen (Lithium + Antikonvulsivum).

Leitlinie 15: Pharmakotherapie: Stimmungsstabilisierer – relative Kontraindikationen

Lithium
- Schwere Herzerkrankungen, Morbus Addison, Niereninsuffizienz, Störungen des Natriumhaushaltes, Notwendigkeit einer natriumarmen Diät
- Schwangerschaft, besonders 1. Trimenon
aber: Risikoabwägung (teratogenes Risiko versus Risiko der Wiedererkrankung)
wenn Lithiumbehandlung während der Schwangerschaft:
  - Reduktion der Dosis oder Absetzen kurz vor Geburtstermin, Wiederansetzen unmittelbar nach der Geburt.

Valproat
- Akute oder chronische Lebererkrankung oder entsprechende Familienanamnese
- Pankreasfunktionsstörungen
- Erstes Trimenon der Schwangerschaft.

Carbamazepin
- AV-Block, Kombination mit MAO-Inhibitoren
- Pankreasfunktionsstörungen
- erstes Trimenon der Schwangerschaft.

Leitlinie 16: Pharmakotherapie: Stimmungsstabilisierer – Nebenwirkungen

Lithium
Polydipsie, Polyurie, Gewichtszunahme, kognitive und mnestische Probleme, Tremor, gastrointestinale Störungen, Akne, Ödeme, Schilddrüsenunterfunktion, Struma, Psoriasis, unspezifische interstitielle Nephritis nach langjähriger Lithiumeinnahme. Selten: nephrotisches Syndrom.

Valproat, Carbamazepin
- Gastrointestinale Störungen, Sedierung, Tremor
- Thrombozytopenie, Leukozytopenie (reversibel)
- Benigne Transaminase-Erhöhung
- Exantheme (Carbamazepin).

Idiosynkratisch (sehr selten):
- Agranulozytose, aplastische Anämie, Pankreatitis, Leberversagen,
- Exfoliative Dermatitis (Carbamazepin).

Leitlinie 17: Pharmakotherapie: Stimmungsstabilisierer/ Applikation und Dosierung

Allgemein: wenn möglich einschleichende Dosierung zur Minimierung initialer Nebenwirkungen.

Lithium
Steady-state: 5 Tage nach Dosisveränderung
Therapeutische Plasmaspiegel: 0,6–1,0 mM

Valproat
- Therapeutischer Plasmaspiegel: 45–125 µg/ml
- „Oral loading" bei akuter Manie: 20 mg/kg/Tag
- Sonst: initial 2×300 mg, Steigerung um 300–600 mg/Tag.

Carbamazepin
- Therapeutischer Plasmaspiegel: 6–12 µg/ml
- Dosierung: initial 200–600 mg, Steigerung um 200–300 mg/Tag.

Leitlinie 18: Pharmakotherapie: Stimmungsstabilisierer – Therapiekontrolle

Lithium:
- Lithiumspiegel in der Aufdosierungsphase und den ersten 4 Wochen wöchentlich, 5 Tage nach Dosiserhöhung (bei schneller Aufsättigung und an der oberen Grenze des therapeutischen Bereiches ($\geq 1,0$ mM) häufiger), ein halbes Jahr monatlich, später alle 3 Monate
- Zusätzlich zum Routineprogramm Kreatinin-Clearance, Körpergewicht, Halsumfang, Urinstatus, EKG.

Valproat, Carbamazepin
- Blutbild, Leberwerte, Gerinnungsparameter zu Therapiebeginn und später alle 2–3 Wochen für 2 Monate, später in monatlichen, evtl. in dreimonatlichen (Carbamazepin) bzw. sechsmonatlichen (Valproat) Abständen
- Aufklärung des Patienten über Symptome hepatischer oder hämatologischer Dysfunktionen.

Leitlinie 19: Erhaltungstherapie und Rezidivprophylaxe bei bipolaren Störungen

- Nach Remission der akuten manischen Symptomatik immer Erhaltungstherapie mit antibipolarer Medikation für mindestens 6 Monate; im allgemeinen ist schon nach einer manischen Episode eine Rezidivprophylaxe für viele Jahre erforderlich
- Nach Remission einer depressiven Episode bei bipolarer Störung unter Therapie mit einem Antidepressivum: Erhaltungstherapie mit Kombination aus Antidepressivum und antibipolarer Medikation für mindestens 6 Monate (Ausnahme rapid cycling: schnelles Ausschleichen des Antidepressivums!). Anschließend im allgemeinen Rezidivprophylaxe erforderlich
- Medikament der ersten Wahl in der Rezidivprophylaxe: Lithiumsalze

Alternativen bei Unverträglichkeit/Kontraindikationen/mangelndem Ansprechen: Carbamazepin oder Valproat.
Eine antibipolare Medikation, die sich in der Akutbehandlung der Manie als wirksam erwiesen hat, sollte in der Rezidivprophylaxe weiter gegeben werden
- Bei Einsatz von Valproat in der Akuttherapie der Manie (dysphorischer Typ, Mischzustand) eventuell primär Rezidivprophylaxe mit Valproat, bei unzureichendem Erfolg eventuell in Kombination mit Lithium (hier besteht dringender weiterer Forschungsbedarf!).

C. Algorithmen der Behandlungsleitlinie Affektive Erkrankungen

Algorithmus C1: Diagnose depressiver Episoden

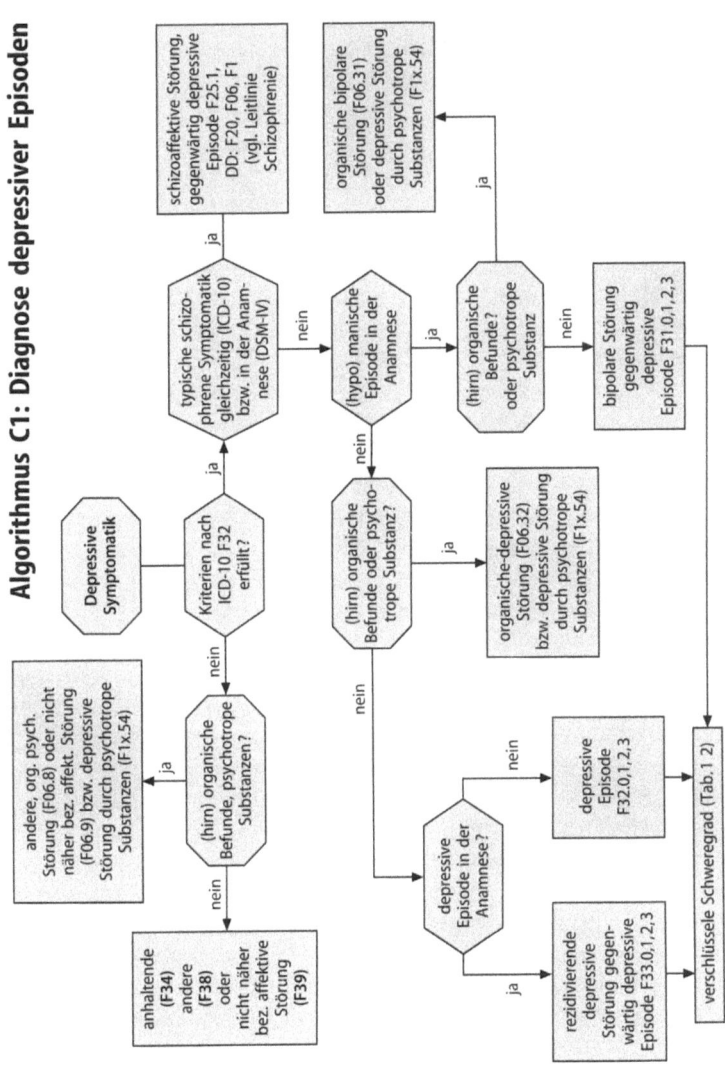

Algorithmus C2: Diagnostik (hypo)manischer Episoden

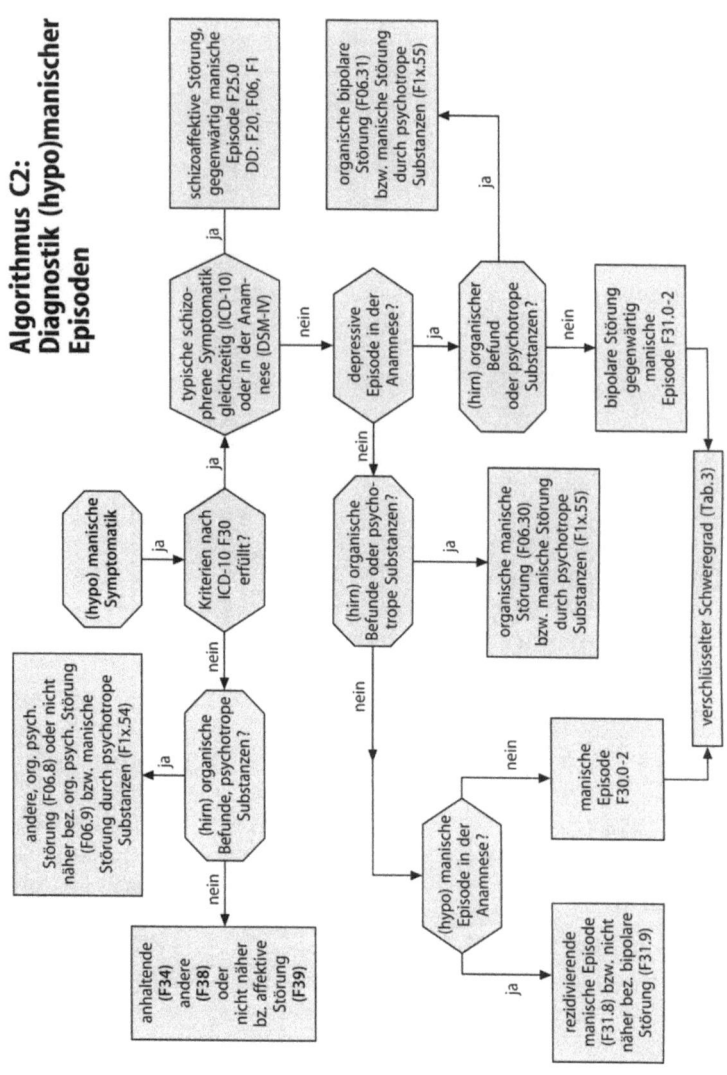

Algorithmus C3: Pharmakotherapie depressiver Episoden

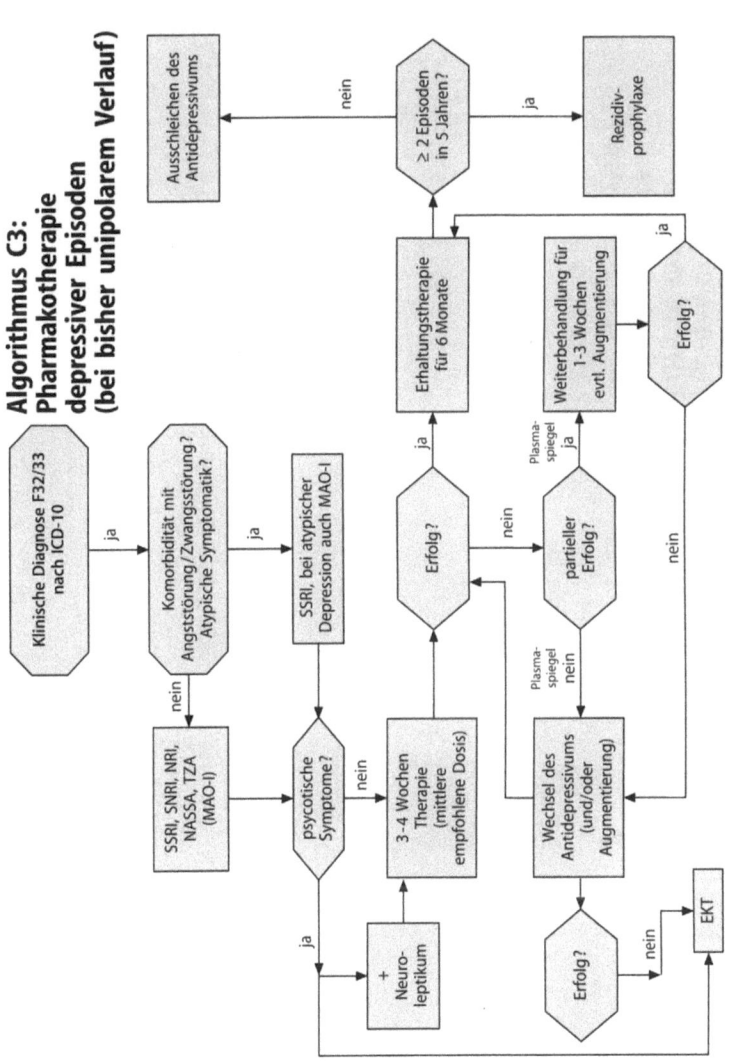

Algorithmus C4: Pharmakotherapie depressiver Episoden

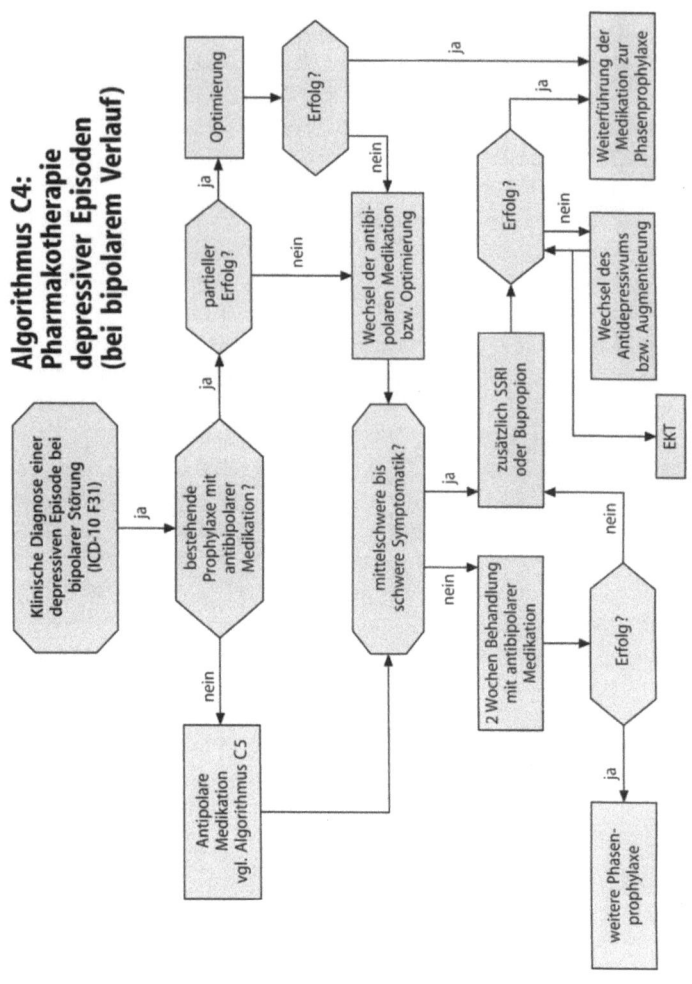

Algorithmus C5: Pharmakotherapie manischer Episoden 101

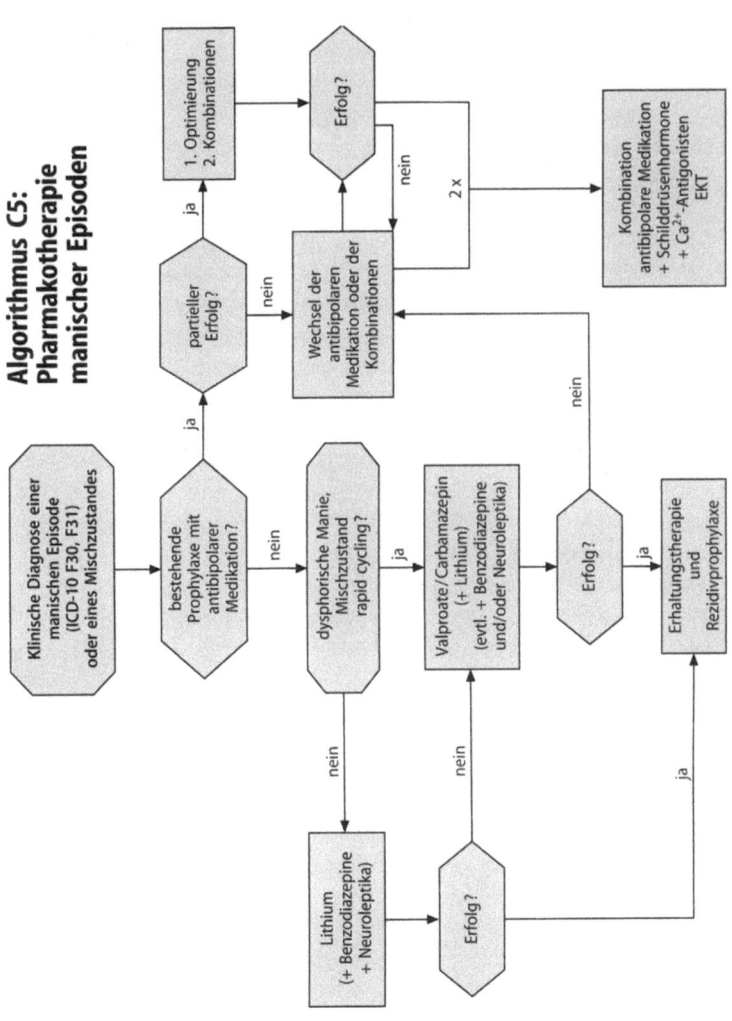

Literaturverzeichnis

Leitlinien zur Behandlung affektiver Erkrankungen

Anonymous (1985) NIMH/NIH Consensus Development Conference Statement: Mood Disorders: Pharmacologic Prevention of Recurrences. Am J Psychiatry 142:469–476

American Psychiatric Association (1993) Practice Guidelines for Major Depressive Disorder in Adults. Am J Psychiatry 150 (suppl):1–26

American Psychiatric Association (1994): Practice Guidelines for the Treatment of Patients with Bipolar Disorder. Am J Psychiatry 151 (suppl):1–36

Bauer MS, Callahan AM, Jampala C, Petty F, Sajatovic M, Schaefer V, Wittlin B, Powell BJ (1999) Clinical Practice Guidelines for Bipolar Disorder from the Department of Veterans Affairs. J Clin Psychiatry 60:9–21

Frances AJ, Docherty JP, Kahn DA (1996) The expert Consensus Guideline Series: Treatment of Bipolar Disorder. J Clin Psychiatry 57 (suppl 12A):1–88

Frances AJ, Kahn DA, Carpenter D, Docherty JP, Donova SL (1998): The Expert Consensus Guidelines for Treating Depression in Bipolar Disorder. J Clin Psychiatry 59 (suppl 4):73–79

Epidemiologie, Verlauf und Prognose

Agosti V, Steward JW, Quitkin FM, Ocepek-Welikson (1993) How symptomatic do depressed patients remain after benefiting from medication treatment? Compr Psychiatry 34:182–186

Angst J (1987) Epidemiologie der affektiven Erkrankungen. In: Urscher KPH, Lauber J-E, Meyer C, Müller E, Strömgren E (Hrsg) Psychiatrie der Gegenwart, Bd 5: Affektive Psychosen, S. 51-68. Springer, Berlin Heidelberg New York

Angst J (1992) How recurrent and predictable is depressive illness? In: Longterm treatment of depression (Montgomery SA, Rouillon F, eds.). John Wiley & Sons Ltd, pp 2–13

Berger M (Hrsg) (1998) Lehrbuch der Psychiatrie und Psychotherapie. Urban & Schwarzenberg

Coryell W, Scheftner W, Keller M, Endicott J, Maser J, Mueller I, Keller M (1994) The enduring psychosocial consequences of mania and depression. Am J Psychiatry 150:720-727

Goodwin FK, Jamison KR (1990) Manic-depressive illness. Oxford University Press, New York Oxford

Judd LL (1997) The clinical course of unipolar major depressive disorders. Arch Gen Psychiatry 54:989-991

Kessler RC, McGonagle KA, Zhao S, Nelson CB (1994) Lifetime and 12 month prevalence of DSM-III-R psychiatric disorders in the United States - Results from the National Comorbidity Survey. Arch Gen Psychiatry 51:8-19

May M (1994) Predictors of course of depression. Curr Opin Psychiat 7:291-294

McGonagle KA (1994) Predictors of course of depression. Eur Neuropsychopharmacol 7:22-25

Mintz J, Mintz IL, Arruda MJ, Hwang SS (1992) Treatments of depression and the functional capacity to work. Arch Gen Psychiatry 49:761-768

Shea MT, Elkin I, Imber SD, Sotsky SM, Watkins JT, Collins JF, Pilkonis PA, Beckham E, Glass DR, Dolan RT, Parloff MB (1992) Course of depressive symptoms over follow up - Findings from the National Institute of Mental Health Depression Collaborative Research Program. Arch Gen Psychiatry 49:782-787

Weissman MM, Leaf PJ, Tischler GL (1998) Affective disorders in five United States communities. Psychol Med 18:141-153

Weissman MM, Leaf PJ, Bruce I, Florio L (1988) The epidemiology of dysthymia in five communities: Rates, rishes, comorbidity and treatment. Am J Psychiatry 145:815-819

Wittchen HU, Knäuper B, Kessler RC (1994) Lifetime risk of depression. Br J Psychiatry 165 (suppl 16):16-22

Ätiopathogenese

Brown GW, Harris TO, Hepworth C (1994) Life Events and Endogenous Depression - A Puzzle Reexamined. Arch Gen Psychiatry 51:525-534

Cadoret RJ, Winokur G, Langbehn D, Troughton E, Yates WR, Stewart MA (1996) Depression Spectrum Disease, I: The Role of Gene-Environment Interaction. Am J Psychiatry 153:892-899

Carpenter D (1991) Psychopathology and Neurobiology of Manic-Depressive Disorders. In: Carrole BH, Barret JE (eds) Psychopathology and the Brain. Raven Press, New York, pp 265-285

Cui X, Vailland GE (1996) Antecedents and Consequences of Negative Life Events in Adulthood: A Longitudinal Study. Am J Psychiatry 153:21-26

Frank E, Anderson B, Reynolds CF, Ritenour A, Kupfer DJ (1984) Life Events and the Research Diagnostic Criteria Endogenous Subtype – A Confirmation of the Distinction Using the Bedford College Methods. Arch Gen Psychiatry 51:519–524

Janowsky DS, Risch SC (1987) Role of Acetylcholine Mechanisms in the Affective Disorders. In: Meltzer HY (ed) Psychopharmacology: The Third Generation of Progress. Raven Press Ltd, New York, pp 527–533

Jimerson DC (1987) Role of Dopamine Mechanisms in the Affective Disorders. In: Psychopharmacology: The Third Generation of Progress (Meltzer HY ed). Raven Press Ltd, New York, pp 505–511

Kendler KS, Kessler RC, Neale MC, Heath AC, Eaves LJ (1993) The Prediction of Major Depression in Women: Toward an Integrated Etiologic Model. Am J Psychiatry 150:1139–1148

Maes M, Meltzer HY (1995) The Serotonin Hypothesis of Major Depression. In: Bloom FE, Kupfer DJ (eds) Psychopharmacology: The Fourth Generation of Progress. Raven Press Ltd, New York, pp 933–944

McGuffin P, Katz R, Watkins S, Rutherford J (1996) A Hospital-Based Twin Register of the Heritability of DSM-IV Unipolar Depression. Arch Gen Psychiatry 53:129–136

Nuss WS, Zubenko GS (1992) Correlates of Persistent Depressive Symptoms in Widows. Am J Psychiatry 149:346–351

Pardoen D, Bauwens F, Dramaix M, Tracy A, Genevrois C, Staner L, Mendlewicz J (1996) Life Events and Primary Affective Disorders – A One Year Prospective Study. British Journal of Psychiatry 169:160–166

Risch SC (1997) Recent Advances in Depression Research: From Stress to Molecular Biology and Brain Imaging. J Clin Psychiatry 58 (suppl 5):3–6

Zisook S, Shuchter SR (1991) Depression Through the First Year After the Death of a Spouse. Am J Psychiatry 148:1346–1352

Diagnostik und Klassifikation

American Psychiatric Association (1994) Diagnostic and statistical manual of mental disorders – DSM-IV. American Psychiatric Association, Washington (DC)

Berger M (Hrsg) (1998) Lehrbuch der Psychiatrie und Psychotherapie. Urban & Schwarzenberg

Dilling H, Mombour W, Schmidt MH (Hrsg) (1991) Internationale Klassifikation psychischer Störungen: ICD-10, Kapitel V (F), klinisch-diagnostische Leitlinien, Weltgesundheitsorganisation. Hans Huber, Bern Göttingen Toronto

Katon W (1984) Depression: Relationship to somatization and chronic medical illness. J Clin Psychiatry 45:4–11

Soreft SM, McNeil GN (1987) Handbook of psychiatric differential diagnosis. PSG Publishing Company, Littleton
Stieglitz RD, Baumann U (1994) Psychodiagnostik psychischer Störungen. Enke, Stuttgart 1994

Komorbidität bei depressiven Störungen

Keller MB, Hanks DL (1995) Anxiety Symptom Relief in Depression Treatment Outcomes. J Clin Psychiatry 56 (suppl 6):22–29
Piccinelli M (1998) Comorbidity of depression and generalized anxiety: is there any distinct boundary? Current Opinion in Psychiatry 11:57–60
Winokur G, Coryell W, Akiskal HS, Maser JD, Keller MB, Endicott J, Mueller T (1995) Alcoholism in Manic-Depressive (Bipolar) Illness: Familial Illness, Course of Illness, the Primary-Secondary Distinction. Am J Psychiatry 152:365–372
Zajecka JM, Ross JS (1995) Management of Comorbid Anxiety and Depression. J Clin Psychiatry 56 (suppl 2):10–13

Behandlung – Allgemeine Übersichten – Behandlungsphasen, Behandlungsinstitutionen

Frank E, Prien RF, Jarret RB, Keller MB, Kupfer DJ, Lavori PW, Rush AJ, Weissman MM (1991) Conceptualization and Rationale for Consensus Definitions of Terms in Major Depressive Disorder – Remission, Recovery, Relapse, Recurrence. Arch Gen Psychiatry 48:851–855
Grunhaus L, Greden JF (Hrsg) (1994) Severe depressive disorders. American Psychiatric Press, Washington DC, London
Nobler MS, Sackeim HA (1993) Pharmacotherapy and electroconvulsive therapy for mood disorders. Current Opinion in Psychiatry 6:10–15
Thase ME (1993) Maintenance Treatments of recurrent affective disorders. Current Opinion in Psychiatry 6:16–21
Wolfersdorf M (Hrsg) (1997) Depressionsstationen/Stationäre Depressionsbehandlung. Springer, Berlin Heidelberg New York

Suizidalität

Angst J, Angst F, Stassen HH (1999) Suicide risk in patients with major depressive disorder. J Clin Psychiatry 60 (suppl 2):57-62
Goodwin FK (1999) Anticonvulsant therapy and suicide risk. J Clin Psychiatry 60 (suppl 2):89-93
Müller-Oerlinghausen B, Berghöfer A (1999) Antidepressants and suicidal risk. J Clin Psychiatry 60(suppl 2):94-99
Prudic J, Sackeim HA (1999) Electroconvulsive therapy and suicide risk. J Clin Psychiatry 60 (suppl 2):104-110
Simpson S, Jamison KJR (1999) The risk of suicide in patients with bipolar disorders. J Clin Psychiatry 60 (suppl 2):53-56
Tondo L, Baldessarini RJ, Hennen J, Minnai GP, Salis P, Scamonatti L, Masia M, Ghiani C, Mannu P (1999) Suicide attempts in major affective disorder patients with comorbid substance use disorders. J Clin Psychiatry 60 (suppl 2):63-69
Wedler H, Wolfersdorf M, Welz R (Hrsg) (1992) Therapie bei Suizidgefährdung. Ein Handbuch. Roderer, Regensburg
Wolfersdorf M (1998) Suizidalität. In: Berger M (Hrsg) Lehrbuch der Psychiatrie und Psychotherapie. Urban & Schwarzenberg
Wolfersdorf M (1993) Therapie der Suizidalität. In: Möller H-J (Hrsg) Therapie psychiatrischer Erkrankungen. Enke, Stuttgart, S 715-732
Wolfersdorf M (1995) Suizidalität – Begriffsbestimmung und Entwicklungsmodelle suizidalen Verhaltens. In: Wolfersdorf M, Kaschka WP (Hrsg) Suizidalität – Die biologische Dimension. Springer, Berlin Heidelberg New York, S 1-16
Wolfersdorf M (1995) Depression and suicidal behaviour: Psychopathologic differences between suicidal and non-suicidal depressed patients. Archives of Suicide Research 1:273-288

Pharmakotherapie der Depression – Allgemeine Übersichten

Brown WA, Harrison W (1995) Are Patients Who Are Intolerant to One Serotonin Selective Reuptake Inhibitor Intolerant to Another? J Clin Psychiatry 56:30-34
Feighner JP (1994) Klinische Wirkungen von Serotonin-Wiederaufnahmehemmern – eine Übersicht. Fortschr Neurol Psychiat 62 [Sonderheft]:9-15
Gastpar M (1997) Neue Antidepressiva. Münch med Wschr 139:24-474-42/486
Nemeroff CB (1994) Evolutionary Trends in the Pharmacotherapeutic Management of Depression. J Clin Psychiatry 55 (suppl 12):3-15

Perry PJ (1996) Pharmacotherapy for major depression with melancholic features: relative efficacy of tricyclic selective serotonin reuptake inhibitor antidepressants. Journal of Affective Disorders 39:1-6

Sambunaris A, Hesselink JK, Pinder R, Panagides J, Stahl SM (1997) Development of New Antidepressants. J Clin Psychiatry 58 (suppl 6):40-53

Stahl SM (1998) Selecting an Antidepressant by Using Mechanism of Action to Enhance Efficacy and Avoid Side Effects. J Clin Psychiatry 59 [suppl 18]:23-29

Sussman N, Stahl S (1996) Update in the Pharmacotherapy of Depression. Am J Med 101 (suppl 6A):6A-36S

Antidepressiva - Unerwünschte Wirkungen, Interaktionen und Absetzeffekte

Barbey JT, Roose SP (1998) SSRI Safety in Overdose. J Clin Psychiatry 59 (suppl 15):42-48

Cookson J (1993) Side-effects of Antidepressants. Br J Psychiatry 163 (suppl 20):20-24

Glassmann AH (1998) Cardiovascular Effects of Antidepressant Drugs: Updated. J Clin Psychiatry 59 (suppl 15):13-18

Glassmann AH, Rodriguez AI, Shapiro PA (1998) The Use of Antidepressant Drugs in Patients With Heart Disease. J Clin Psychiatry 59 (suppl 10):16-21

Greenblatt D, Moltke LL, Harmatz JS, Shader RI (1998) Drug Interaction With Newer Antidepressants: Role of Human Cytochromes P450. J Clin Psychiatry 59 (suppl 15):19-27

Haddad P (1997) Newer Antidepressants and the Discontinuation Syndrome. J Clin Psychiatry 58 (suppl 7):17-22

Jefferson JW (1998) Drug and Diet Interactions: Avoiding Therapeutic Paralysis. J Clin Psychiatry 59 (suppl 16):31-39

Lane R, Baldwin D (1997) Selective Serotonin Reuptake Inhibitor-Induced Serotonin Syndrome: Review. J Clin Psychopharmacol 17 (No 3):208-221

Lejoyeux M, Adès J (1997) Antidepressant Discontinuation: A Review of the Literature. J Clin Psychiatry 58 (suppl 7):11-16

McElroy S, Keck PE Jr, Friedman LM (1995) Minimizing and managing antidepressant side effects. J Clin Psychiatry 56 (suppl 2):49-55

Meyer UA, Amrein R, Balant LP, Bertilsson L, Eichelbaum M, Guentert TW, Henauer S, Jackson P, Laux G, Mikkelsen H, Peck C, Pollock BG, Priest R, Sjöqvist F, Delini-Stula A (1996) Antidepressants and drug-metabolizing enzymes - expert group report. Acta Psychiatr Scand 93:71-79

Mir S, Thase ME (1997) The adverse effects of antidepressants. Current Opinion in Psychiatry 10:10-88

Nemeroff CB, DeVane CL, Pollock BG (1996) Newer Antidepressants and the Cytochrome P450 System. Am J Psychiatry 153:311-320

Normann C, Hesslinger B, Bauer J, Berger M, Walden J (1998) Die Bedeutung des hepatischen Cytochrom P450 Systems für die Psychopharmakologie. Nervenarzt 69:944-955

Richelson E (1998) Pharmacokinetic Interactions of Antidepressants. J Clin Psychiatry 59 (suppl 10):22-26

Rosenbaum JF, Zajecka J (1997) Clinical Management of Antidepressant Discontinuation. J Clin Psychiatry 58 (suppl 7):37-43

Segraves RT (1998) Antidepressant-Induced Sexual Dysfunction. J Clin Psychiatry 59 (suppl 4):48-54

Settle EC (1998) Antidepressant Drugs: Disturbing and Potentially Dangerous Adverse Effects. J Clin Psychiatry 59 (suppl 16):25-30

Stahl MS, Lindquist, Petterson M, Edwards IR, Sanderson JH, Taylor NF, Fletcher AP, Schou JS (1997) Withdrawal reactions with selective serotonin re-uptake inhibitors as reported to the WHO system. Eur J Clin Pharmacol 53:163-169

Thompson C (1998) Discontinuation of Antidepressant Therapy: Emerging Complications and Their Relevance. J Clin Psychiatry 59:541-548

Vorgehen bei Therapieresistenz unipolarer Depressionen – Augmentationsstrategien

Aronson R, Offman HJ, Joffe RT, Naylor CD (1996) Triiodothyronine Augmentation in the Treatment of Refractory Depression - A Meta-analysis. Arch Gen Psychiatry 53:842-848

Bauer M, Linden M (1993) Die Kombination verschiedener Antidepressiva in der Behandlung therapieresistenter Depressionen. Nervenarzt 64:343-347

Baumgartner A (1993) Schilddrüsenhormone und depressive Erkrankungen – Kritische Übersicht und Perspektiven Teil 1: Klinik. Nervenarzt 64:1-10

Baumgartner A, Campos-Barros A (1993) Schilddrüsenhormone und depressive Erkrankungen – Kritische Übersicht und Perspektiven Teil 2: Schilddrüsenhormone und ZNS – Ergebnisse der Grundlagenforschung. Nervenarzt 64:11-20

Berman RM, Darnell AM, Miller HL, Anand A, Charney DS (1997) Effect of Pindolol in Hastening Response to Fluoxetine in the Treatment of Major Depression: A Double-Blind, Placebo-Controlled Trial. Am J Psychiatry 154:37-43

Blier P, Bergeron R (1998) The Use of Pindolol to Potentiate Antidepressant Medication. J Clin Psychiatry 59 (suppl 5):16-23

Dietrich DE, Emrich HM (1998) The Use of Anticonvulsants to Augment Antidepressant Medication. J Clin Psychiatry 59 (suppl 5):51-58

Guscott R, Grof P (1991) The Clinical Meaning of Refractory Depression: A Review for the Clinician. Am J Psychiatry 148:695–704

Howland RH (1993) Thyroid Dysfunction in Refractory Depression: Implications for Pathophysiology and Treatment. J Clin Psychiatry 54:47–54

Joffe RT (1998) The Use of Thyroid Supplements to Augment Antidepressant Medication. J Clin Psychiatry 59 (suppl 5):26–29

Nelson JC (1998) Treatment of Antidepressant Nonresponders: Augmentation or Switch? J Clin Psychiatry 59 (suppl 15):35–41

Nelson JC (1998) Augmentation Strategies With Serotonergic-Noradrenergic Combination. J Clin Psychiatry 59 (suppl 5):65–68

Nelson JC (1998) Overcoming Treatment Resistance in Depression. J Clin Psychiatry 59 (suppl 16):13–16

Nierenberg AA, Dougherty D, Rosenbaum JF (1998) Dopaminergic Agents and Stimulants as Antidepressant Augmentation Strategies. J Clin Psychiatry 59 (suppl 5):60–63

Quitkin FM, McGrath PJ, Stewart JW, Ocepek-Welikson K, Taylor BP, Nunes E, Deliyannides D, Agosti V, Donovan SJ, Petkova E, Klein DF (1996) Chronological Milestones to Guide Drug Change – When Should Clinicians Switch Antidepressants? Arch Gen Psychiatry 53:785–792

Rouillon F, Gorwood P (1998) The Use of Lithium to Augment Antidepressant Medication. J Clin Psychiatry , 59 (suppl 5):32–39

Stacey H, Nemeroff CB (1998) Lithium Augmentation of Antidepressants in Treatment-Refractory Depression. J Clin Psychiatry 59 (suppl 6):28–33

Sussman N, Joffe T (1998) Augmentation of Antidepressant Medication. J Clin Psychiatry 59 (suppl 5):3–4

Sussman N (1998) Anxiolytic Antidepressant Augmentation. J Clin Psychiatry 59 (suppl 5):42–48

Thase ME, Rush AJ (1997) When at First You Don't Succeed: Sequential Strategies for Antidepressant Nonresponders. J Clin Psychiatry 58 (suppl 13):23–29

Thase ME, Howland RH, Friedman ES (1998) Treating Antidepressant Nonresponders With Augmentation Strategies: An Overview. J Clin Psychiatry 59 (suppl 5):5–12

Therapie bei speziellen Subtypen depressiver Störungen

Campbell SC, Murphy PJ (1998) Extraocular circadian phototransduction in humans. Science 279:396–399

Clayton PJ (1998) Depression Subtyping: Treatment Implications. J Clin Psychiatry 59 (suppl 16):5–12

Coryell W (1998) The Treatment of Psychotic Depression. J Clin Psychiatry 59 (suppl 1):22–29

Fava M (1998) Depression With Anger Attacks. J Clin Psychiatry 59 (suppl 18):18-22
Kasper S, Wehr TA, Rosental NE (1998) Saisonal abhängige Depressionsformen (SAD). Nervenarzt 59:200-214
Lam RW (1994) Seasonal affective disorders. Current Opinion in Psychiatry 7:9-13
Lydiard RB, Brawman-Mintzer OB (1998) Anxious Depression. J Clin Psychiatry 59 (suppl 18):10-17
Nierenberg AA, Alpert J, Pava J, Rosenbaum JF (1998) Course and Treatment of Atypical Depression. J Clin Psychiatry 59 (suppl 18):5-9
Oren DA, Rosenthal NE (1992) Seasonal affective disorders. In: Raykel ES (ed) Handbook of Affective Disorders. Churchill Livingstone, Edinburgh London Madrid Melbourne New York Tokyo, pp 94-110
Zulman DM, Oren DA (1999) Seasonal affective disorder. Current Opinion in Psychiatry 12:81-86

Chronische Depression, Dysthymia, „Double Depression"

Fawcett J (1994) Antidepressants: Partial Response in Chronic Depression. British Journal of Psychiatry 165 (suppl 26):37-41
Hirschfeld RM (1994) Major Depression, Dysthymia and Depressive Personality Disorder. Br J Psychiatry 165 (suppl 26):23-30
Kocsis JH, Zisook S, Davidson J et al (1997) Double-blind Comparison of Sertraline, Imipramine and placebo in the treatment of dysthymia: psychosocial outcome. Am J Psychiatry 154:390-395
Markowitz JC (1994) Psychotherapy of Dysthymia. Am J Psychiatry 151:1114-1121
Rush AJ, Thase ME (1997) Strategies and Tactics in the Treatment of Chronic Depression. J Clin Psychiatry 58 (suppl 13):14-22
Shelton RC, Davidson J, Yonkers K et al (1997) The undertreatment of the dysthymia. J Clin Psychiatry 58:59-65
Thase ME (1998) Antidepressant treatment of dysthymia and related chronic depressions. Current Opinion in Psychiatry 11:77-83

Gravidität, Laktation – Post-partum-Depression

Altshuler LL, Cohen L, Szuba MP, Burt VK, Gitlin M, Mintz J (1996) Pharmacologic Management of Psychiatric Illness During Pregnancy: Dilemmas and Guidelines. J Clin Psychiatry 153:592-606

Altshuler LL, Hendrick V, Cohen LS (1998) Course of Mood and Anxiety Disorders During Pregnancy and the Postpartum Period. J Clin Psychiatry 59 (suppl 2):29-33

Cohen LS, Rosenbaum JF (1998) Psychotropic Drug Use During Pregnancy: Weighing the Risks. J Clin Psychiatry 59 (suppl 2):18-28

Dwight MM, Walker EA (1998) Depressive disorders during pregnancy and postpartum. Current Opinion in Psychiatry 11:85-88

Gitlin MJ, Pasnau RO (1989) Psychiatric Syndromes Linked to Reproductive Function in Women: A Review of Current Knowledge. Am J Psychiatry 146:1413-1422

Lanczik M, Knoche M, Fritze J (1998) Psychopharmakotherapie während Gravidität und Laktation. Der Nervenarzt 69:1-14

Llewellyn A, Stowe ZN (1998) Psychotropic Medications in Lactation. J Clin Psychiatry 59 (suppl 2):41-52

Nonacs R, Cohen LS (1998) Postpartum Mood Disorders: Diagnosis and Treatment Guidelines. J Clin Psychiatry 59 (suppl 2):34-40

Robert E (1996) Treating Depression in Pregnancy. N Engl J Med 335 (suppl 14):1056-1057

Weinberg MK, Tronick EZ (1998) The Impact of Maternal Psychiatric Illness on Infant Development. J Clin Psychiatry 59 (suppl 2):53-61

Affektive Erkrankungen im höheren Lebensalter

Fernandes F, Levy JK, Lachar B, Small GW (1995) The Management of Depression and Anxiety in the Elderly. J Clin Psychiatry 56 (suppl 29):20-29

Kocsis JH (1998) Geriatric Dysthymia. J Clin Psychiatry 59 (suppl 10):13-15

Mirchandani IC, Young RC (1993) Management of Mania in the Elderly: An Update. Annals of Clinical Psychiatry 5:67-77

Raskind MA (1998) The Clinical Interface of Depression and Dementia. J Clin Psychiatry 59 (suppl 10):9-12

Reynolds CF, Zubenko GS, Pollock BG, Mulsant BH, Schulz R, Mintun MA, Mazumdar S, Kupfer DJ (1994) Depression in late life. Current Opinion in Psychiatry 7:18-21

Reynolds CF, Frank E, Perel JM, Mazumdar S, Dew MA, Begley A, Houck PR, Hall M, Mulsant B, Shear MK, Miller MD, Cornes C, Kupfer DJ (1996) High Relapse Rate After Discontinuation of Adjunctive Medication for Elderly Patients With Recurrent Major Depression. Am J Psychiatry 153:1418-1422

Roose SP, Suthers KM (1998) Antidepressant Response in Late-Life Depression. J Clin Psychiatry 59 (suppl 10):4-8

Compliance

Brugha TS, Bebbington PE, MacCarthy B, Sturt E, Wykes T (1992) Antidepressants may not assist recovery in practice: a naturalistic prospective survey. Acta Psychiatr Scand 86:5-11
Fawcett J (1995) Compliance: Definition and Key Issues. J Clin Psychiatry 56 (suppl 1):4-8
Frank E, Kupfer DJ, Siegel LR (1995) Alliance Not Compliance: A Philosophy of Outpatient Care. J Clin Psychiatry 56 (suppl 1):11-16
Kupfer DJ (1995) Panel Discussion – Compliance Strategies to Optimize Antidepressant Treatment Outcomes. J Clin Psychiatry 56 (suppl 1):31-35
Kupfer DJ, Fawcett J (1995) Discussion – Compliance: Definition and Key Issues. J Clin Psychiatry 56 (suppl 1):9-10
Salzman C (1995) Medication compliance in the Elderly. J Clin Psychiatry 56 (suppl 1):18-22
Weiss M, Gaston L, Propst A, Wisebord S, Zicherman V (1997) The Role of the Alliance in the Pharmacologic Treatment of Depression. J Clin Psychiatry 58:196-204

Unipolare Depression – Psychotherapie, allgemeine Übersichten

Blackburn IM (1994) Psychology and psychotherapy of depression. Current Opinion in Psychiatry 7:30-33
Finke J, Teusch L (1999) Psychotherapiemanual – Entwurf zu einer manualgeleiteten Gesprächspsychotherapie der Depression. Psychotherapeut 44:101-107
Markowitz JC (1994) Psychotherapy of Dysthymia. Am J Psychiatry 151:1114-1121
Schramm E (1994) Interpersonelle Psychotherapie. Psychotherapeut 39:327-335
Schramm E (1998) Interpersonelle Psychotherapie, 2. Auflage. Schattauer Verlag, Stuttgart New York
Teusch L, Gaspar M (1999) Zum Verhältnis von Psychotherapie und Pharmakotherapie: Störungspotentiale und positive Interaktionsmöglichkeiten. In: Möller HJ (ed) Therapie psychiatrischer Erkrankungen. Enke Verlag – im Druck, Stuttgart
Thase ME (1997) Psychotherapy and psychological assessment. Current Opinion in Psychiatry 10:486-493
Thase ME, Greenhouse JB, Frank E, Reynolds CF, Pilkonis PA, Hurley K, Grochocinski V, Kupfer DJ (1997) Treatment of Major Depression With Psychotherapy or Psychotherapy-Pharmacotherapy Combinations. Arch Gen Psychiatry 54:1009-1015

Unipolare Depression – Spezifische Psychotherapieverfahren

Alloy LB (1989) Cognitive processes in depression. Guilford Press, New York
Alloy LB, Lipman AJ, Abramson LY (1992) Attributional style as a vulnerability factor for depression: Validation by past history of mood disorders. Cognitive Therapy Research 16:391–407
Beck AT (1974) The development of depression. A cognitive model. In: Freedman RJ, Katz MM (eds) The psychology of depression. Wiley, New York
Beck AT, Rush AJ, Shaw BF, Emmery K (1986) Kognitive Therapie der Depression. Psychologie Verlagsunion, München
Bellack AS, Hersen AM, Himmelhoch J (1981) Social skill training for depression: a treatment manual. J Abstract Service Catalogue Selected Documents 1136
Bowlby J (1969) Attachment and loss. Vol 1: Attachment. Hogarth Press, London
Brown GW, Harris TO (1978) Social origins of depression. A study of psychiatric disorders in woman. Tavistock, London
Crits-Christoph P (1992) The efficacy of brief dynamic psychotherapy: a meta-analysis. Am J Psychiatry 149:151–158
de Rubeis RJ, Hollon SD, Evans MD, Bernis KM (1982) Can psychotherapies for depression be discriminated? A systematic investigation of cognitive therapy and interpersonal therapy. J Consult Clin Psychol 55:744–756
Elkin I, Shea T, Watkins JT, Imber SS, Sotsky SM, Collins JF, Glass DR, Pilkonis PA, Leber WR, Docherty JP, Fiester SJ, Parlow MB (1989) National Institute of Mental Health Treatment of Depression Collaborative Research Program: General effectiveness of treatment. Arch Gen Psychiatry 46:971–982
Evans MD, Hollon S, de Rubeis RJ, Piasecki JM, Grove WM, Garvey MJ, Tuason VB (1992) Differential relapse following cognitive therapy and pharmacotherapy for depression. Arch Gen Psychiatry 49:802–808
Finke J, Teusch L (1999) Psychotherapiemanual – Entwurf zu einer manualgeleiteten Gesprächspsychotherapie der Depression. Psychotherapeut 44:101–107
Fliegel S, Groeger WM, Künzel R, Schulte D, Sorgatz H (1981) Verhaltenstherapeutische Standardmethoden. Urban & Schwarzenberg, München
Frank E, Kupfer DJ, Perel JM, Cornes C, Jarret BB, Mallinger AG, Thase ME, McEachran AB, Grochocinski VJ (1990) Three year outcomes for maintenance therapies in recurrent depression. Arch Gen Psych 47:1093–1099
Frank E, Johnson S, Kupfer DJ (1992) Psychological treatments in prevention of relapse. In: Montgomery SA, Ruillion F (eds) Long term treatment of depression. Wiley, New York
Grawe K, Donati R, Bernauer F (1994) Psychotherapie im Wandel, von der Konfession zur Profession. Hogrefe Verlag für Psychologie, Göttingen Bern Toronto Seattle
Hauzinger M (1983) Kognitive Veränderungen als Folge, nicht als Ursache von Depression. Z für Personenzentrierte Psychologie und Psychotherapie 2:377–388

Hauzinger M (1991) Perspektiven für ein psychologisches Konzept der Depression. In: Mundt C, Fiedler P, Laug H, Kraus A (Hrsg) Depressionskonzepte heute. Springer, Berlin Heidelberg New York

Hauzinger M (1997) Kognitive Verhaltenstherapie bei Depressionen (4. Auflage). Psychologie Verlagsunion, Weinheim

Henderson S, Byrne DG, Dunkan Jones P, Adcock S, Scott R, Steele GP (1978a) Social bonds in the epidemiology of neurosis. Br J Psychiat 132:463-466

Hollon S, Shelton RC, Loosen PT (1991) Cognitive therapy and pharmacotherapy of depression. J Consult Clin Psychol 59:88-99

Hollon S, de Rubeis RJ, Evans MD, Wiemer MJ, Garvey MJ, Grove WM, Tuason VB (1992) Cognitive therapy and pharmacotherapy for depression. Arch Gen Psychiatry 49:774-781

Hooly JM, Orley J, Teasdale JD (1986) Levels of expressed emotion and relapse in depressed patients. Brit J Psychiat 148:642-647

Ilfeld FW (1977) Current social stressors and symptoms of depression. Am J Psychiat 134:161-166

Kendler KS, Kessler RC, Neale MC, Heath AC, Eaves LJ (1993) A prediction of major depression in women: towards an integrated etiological model. Am J Psychiat 150:1139-1148

Klerman GL, Di Mascio A, Weissman MM, Prusoff BA, Paykel ES (1974) Treatment of depression by drugs and psychotherapy. Am J Psychiat 131:186-191

Klerman GL, Weissman MM, Rounsaville BJ, Chevron ES (1984) Interpersonal psychotherapy of depression. Basic Books Am J Psych 144:86

Lewinsohn PM (1974) A behavioral approach to depression. In: Freedman RJ, Katz MM (eds) The psychology of depression. Wiley, New York

Lewinsohn PM, Huberman H, Thiery L, Hauzinger M (1985) An integrative theory of depression. In: Reiss S, Bootzin R (eds) Theoretical issues in behavior therapy. Academic Press, New York

Meyer A (1957) Psychobiology: Science of men. Springfields, Illinois, Charles C. Tungers

Parker G (1978) The bonds of depression. Angus & Robertson Publishers, Sydney

Paykel ES, Myers JK, Dienelt MN, Klerman EL, Lindenthal JJ, Pepper MP (1969) Life events and depression: a controlled study. Arch Gen Psychiat 21:753-760

Rounsaville BJ, Weissman MM, Prusoff BA et al (1979) Marital disputes and treatment outcome in depressed women. Comp Psychiat 20:483-490

Schramm E (1996) Interpersonelle Psychotherapie. Schattauer Verlag, Stuttgart New York

Scott J (1996) Cognitive therapy of affective disorders: a review. J Affect Disord 37:1-11

Seligman MEP (1975) Helplessness on depression development and death. Freeman, San Francisco

Shea T, Elkin I, Imber S, Sotsky S, Watkin J, Collins J (1992) Course of depressive symptoms over follow up: Findings from the NIMH treatment of depression collaborative research program, Arch Gen Psychiatry 49:782–787

Svartberg M, Stiles TC (1991) Comparative effects of short-term psychodynamic psychotherapy: a meta-analysis. J Consult Clin Psychol 59:704–714

Sullivan HS (1956) Clinical studies in psychiatry. Norton, New York

Teusch L, Gastpar M (1999) Zum Verhältnis von Psychotherapie und Pharmakotherapie: Störungspotentiale und positive Interaktionsmöglichkeiten. In: Möller HJ (Hrsg) Therapie psychiatrischer Erkrankungen. Enke, Stuttgart, im Druck

van Calker D, Berger M (1995) Erhaltungstherapie und Prophylaxe rezidivierender affektiver Erkrankungen. Nervenheilkunde 14:108–117

van Calker D, Hecht H, Schramm E (1997) Psychotherapie depressiver Störungen. Psycho 23 (Sonderausgabe 3/97):142–149

Weissman MM, Prusoff BA, Di Mascio A, Neu C, Gohlaney M, Klerman GL (1979) The efficacy of drugs and psychotherapy in the treatment of acute depressive episodes. Am J Psych 136:555–558

Erhaltungstherapie und Rezidivprophylaxe bei rezidivierenden unipolaren Depressionen

Byrne SE, Rothschild AJ (1998) Loss of Antidepressant Efficacy During Maintenance Therapy: Possible Mechanisms and Treatments. J Clin Psychiatry 59:279–288

Frank E, Kupfer DJ, Perel JM, Cornes C, Jarett DB, Mallinger AG, Thase ME, McEachran AB, Grochocinski VJ (1990) Three-Year Outcomes for Maintenance Therapies in Recurrent Depression. Arch Gen Psychiatry 47:1093–1099

Frank E, Kupfer DJ, Perel JM, Cornes C, Mallinger AG, Thase ME, McEachran AB, Grochocinski VJ (1993) Comparison of full-dose versus half-dose pharmacotherapy in the maintenance treatment of recurrent depression. Journal of Affective Disorders 27:139–145

Greil W, Ludwig-Mayerhofer W, Erazo N, Engel RR, Czernik A, Giedke H, Müller-Oerlinghausen B, Oserheider M, Rudolf GA, Sauer H, Tegeler J, Wetterling T (1996) Comparative efficacy of lithium and amitriptyline in the maintenance treatment of recurrent unipolar depression. A randomised study. Journal of Affective Disorders 40:179–190

Keller MP (1994) Langzeitbehandlung der Depression. Fortschr Neurol Psychiat 62 (Sonderheft 1):32–38

Kupfer DJ, Frank E, Perel JM, Cornes C, Mallinger AG, Thase ME, McEachran AB, Grochocinski VJ (1992) Five-Year Outcome for Maintenance Therapies in Recurrent Depression. Arch Gen Psychiatry 49:769-773

Montgomery SA, Montgomery DB (1992) Prophylactic treatment in recurrent unipolar depression. In: Montgomery SA et al (eds) Long-term Treatment of Depression. John Wiley & Sons Ltd, pp 53-64

Montgomery SA (1996) Efficacy in Long-Term Treatment of Depression. J Clin Psychiatry 57 (suppl 2):24-30

Post RM (1993) Evaluation of Long-Term Prophylactic Treatments of Depressive Disorders. Int Acad Biomed Drug Res 5:101-113

Souza FG, Goodwin GM (1991) Lithium Treatment and Prophylaxis in Unipolar Depression: A Meta-analysis. Br J Psychiatry 158:666-675

Thase ME (1992) Long-Term Treatment of Recurrent Depressive Disorders. J Clin Psychiatry 53 (suppl 9):32-44

van Calker D, Berger M (1995) Erhaltungstherapie und Prophylaxe rezidivierender affektiver Erkrankungen. Nervenheilkunde 14:108-117

Bipolare Störungen: Allgemeine Übersichten

Ballenger J (1988) The Clinical Use of Carbamazepin in Affective Disorders. J Clin Psychiatry 49 (suppl 4):13-19

Bowden CL (1995) Predictors of Response to Divalproex and Lithium. J Clin Psychiatry 56:25-30

Brady KT, Sonne SC (1995) The Relationship Between Substance Abuse and Bipolar Disorder. J Clin Psychiatry 56 (suppl 3):19-24

Dubovsky SL, Buzan RD (1997) Novel Alternatives and Supplement to Lithium and Anticonvulsants for Bipolar Affective Disorder. J Clin Psychiatry 58:224-242

Elphick M (1998) The Clinical Uses and Pharmacology of Carbamazepine in Psychiatry. J Clin Psychiatry 3:185-203

Granneman GR, Schneck DW, Cavanaugh JH, Witt GF (1996) Pharmacokinetic Interactions and Side Effects Resulting From Concomitant Administration of Lithium and Divalproex Sodium. J Clin Psychiatry 57:204-206

Keck PE, McElroy SL, Strakowski SM, West SA, Sax KW, Hawkins JM, Bourne ML, Haggard P (1998) 12-Month Outcome of Patients With Bipolar Disorder Following Hospitalization for a Manic or Mixed Episode. Am J Psychiatry 155:646-652

Keck PE, McElroy SL, Strakowski SM (1998) Anticonvulsants and Antipsychotics in the Treatment of Bipolar Disorder. J Clin Psychiatry 59 (suppl 6):74-81

Kusumakar V v, Yatham LN, Haslam DR, Parikh SV, Matte R, Sharma V, Silverstone PH, Kutcher SP, Kennedy S (1997) The Foundations of Effective Management of Bipolar Disorder. Can J Psychiatry 42:69s-73s

McElroy SL, Keck PE, Pope HG, Hudson JI (1989) Valproate in Psychiatric Disorders: Literature Review and Clinical Guidelines. J Clin Psychiatry 50 (suppl 3):23-29

McElroy SL, Keck PE, Pope HG, Hudson JI (1992) Valproate in the Treatment of Bipolar Disorder: Literature Review and Clinical Guidelines. J Clin Psychopharmacology 42s-52s

Potter WZ, Ketter T (1993) Pharmacological Issues in the Treatment of Bipolar Disorder: Focus on Mood-Stabilizing Compounds. Can J Psychiatry 38 (suppl 2):551-556

Prien RF, Rush AJ (1996) Commentary – National Institute of Mental Health Workshop Report on the Treatment of Bipolar Disorder. British Journal of Psychiatry 40:215-220

Schatzberg AF (1998) Bipolar Disorder: Recent Issues in Diagnosis and Classification. J Clin Psychiatry 59 (suppl 6):5-10

Shelton RC (1998) Update on the Management of Bipolar Illness. J Clin Psychiatry 59:484-495

Suppes T, Rush AJ, Kraemer HC, Webb A (1998) Treatment Algorithm Use to Optimize Management of Symptomatic Patients With a History of Mania. J Clin Psychiatry 59:89-96

Swann AC (1998) Selection of a first-line mood stabilizing agent. Current Opinion in Psychiatry 11:71-75

Walden J, Grunze H (1998) Bipolare affektive Erkrankungen. Thieme Verlag, Stuttgart

Bipolare Störung – Therapie der akuten Manie

Black DW, Winokur G, Hulbert J, Nasrallah A (1988) Predictors of Immediate Response in the Treatment of Mania: The Importance of Comorbidity. Biol Psychiatry 24:191-198

Black DW, Winokur G, Bell S, Nasrallah A, Hubert J (1988) Complicated Mania – Comorbidity and Immediate Outcome in the Treatment of Mania. Arch Gen Psychiatry 45:232-236

Bowden CL (1996) Dosing Strategies and Time Course of Response to Antimanic Drugs. J Clin Psychiatry 58 (suppl 13):4-9

Bowden CL, Janicak PG, Orsulak P, Swann AC, Davis JM, Calabrese JR, Goodnick P, Small JG, Rush AJ, Kimmel SE, Risch SC, Morris DD (1996) Relation of Serum Valproate Concentration to Response in Mania. Am J Psychiatry 153:765-770

Busch FN, Miller FT, Weiden PJ (1989) A Comparison of Two Adjunctive Treatment Strategies in Acute Mania. J Clin Psychiatry 50:453-455

Chou JC (1991) Recent Advances in Treatment of Acute Mania. J Clin Psychopharmacology 11 (No 1):3-20

Chouinard G (1987) Clonazepam in Acute and Maintenance Treatment of Bipolar Affective Disorder. J Clin Psychiatry 48 (suppl 10):29-36

Dilsaver SC, Swann AC, Shoaib AM, Bowers TC, Halle MT (1993) Depressive Mania Associated With Nonresponse to Antimanic Agents. Am J Psychiatry 150:1548-1551

Frye MA, Altshuler LL, Szuba MP, Finch NN, Mintz J (1996) The Relationship Between Antimanic Agent for Treatment of Classic or Dysphoric Mania and Length of Hospital Stay. J Clin Psychiatry 57:17-21

Goldberg JF, Garno JL, Leon AC, Kocsis JH, Portera L (1998) Rapid Titration of Mood Stabilizers Predicts Remission From Mixed or Pure Mania in Bipolar Patients. J Clin Psychiatry 59:151-158

Kramlinger KG, Post RM (1989) Adding lithium carbonate to carbamazepine: antimanic efficacy in treatment-resistant mania. Acta Psychiatr Scand 79:378-385

McElroy SL, Keck PE, Stanton SP, Tugrul KC, Bennett JA, Strakowski SM (1996) A Randomized Comparison of Divalproex Oral Loading Versus Haloperidol in the Initial Treatment of Acute Psychotic Mania. J Clin Psychiatry 57:142-146

McElroy SL, Keck PE, Strakowski SM (1996) Mania, Psychosis, Antipsychotics. J Clin Psychiatry 57:14-26

Mukherjee S, Sackeim HA, Lee C (1998) Unilateral ECT in the treatment of manic episodes. Convulsive Therapie 4:74-80

Pope HG, McElroy SL, Keck PE, Hudson JI (1991) Valproate in the Treatment of Acute Mania - A Placebo-Controlled Study. Arch Gen Psychiatry 48:62-68

Post RM, Rubinow DR, Uhde TW, Roy-Byrne PP, Linnoila M, Rosoff A, Cowdry R (1989) Dysphoric Mania - Clinical and Biological Correlates. Arch Gen Psychiatry 46:353-358

Prien RF, Himmelhoch JM, Kupfer DJ (1988) Treatment of mixed mania. Journal of Affective Disorders 15:9-15

Small JG, Klapper MH, Milstein V, Kellams JJ, Miller MJ, Marhenke JD, Small IF (1998) Carbamazepine Compared With Lithium in the Treatment of Mania. Arch Gen Psychiatry 48:915-921

Swann AC (1995) Mixed or dysphore manic states: Psychopathology and treatment. J Clin Psychiatry 56 (suppl 3):6-10

Swann AC, Bowden CL, Morris DD, Calabrese JR, Petty F, Small JG, Docherty JP, Davis JM (1997) Depression During Mania - Treatment Response to Lithium or Divalproex. Arch Gen Psychiatry 54:37-42

Swann AC (1998) Selection of a first-line mood stabilizing agent. Current Opinion in Psychiatry 11:71-75

Taylor MA, Abrams R (1981) Prediction of Treatment Response in Mania. Arch Gen Psychiatry 38:800-803

Bipolare Störungen - Organische manische Störung

Evans DL, Byerly MJ, Greer RA (1995) Secondary Mania: Diagnosis and Treatment. J Clin Psychiatry 56 (suppl 3):31-37

Gabel RH, Barnard N, Norko M, O'Connell RA (1986) AIDS Presenting as Mania. Comprehensive Psychiatry 27:251-254

Jorge RE, Robinson RG, Starkstein SE, Arndt SV, Forrester AW, Geisler FH (1993) Secondary Mania Following Traumatic Brain Injury. Am J Psychiatry 150:916-921

Kieburtz K, Zettelmaier AE, Ketonen L, Tuite M, Caine ED (1991) Manic Syndrome in AIDS. J Clin Psychiatry 148:1068-1070

Lyketsos CG, Hanson AL, Fishman M, Rosenblatt A, McHugh PR, Treisman GJ (1993) Manic Syndrome Early and Late in the Course of HIV. Am J Psychiatry 150:326-327

Shukla S, Cook BL, Hoff AL, Aronson TA (1988) Failure to detect organic factors in mania. Journal of Affective Disorders 15:17-20

Bipolare Störung - Therapie der bipolaren Depression

Altshuler LL, Post RM, Leverich GS, Mikalauskas K, Rosoff A, Ackerman L (1995) Antidepressant-Induced Mania and Cycle Acceleration: A Controversy Revisited. Am J Psychiatry 152:1130-1138

Dilsaver SC, Swann AC (1995) Mixed Mania: Apparent Induction by a Tricyclic Antidepressant in Five Consecutively Treated Patients with Bipolar Depression. Biol Psychiatry 37:60-62

Dilsaver SC, Swann AC, Chen YW, Shoaib A, Joe B, Krajewski KJ, Gruber N, Tsai Y (1996) Treatment of Bipolar Depression with Carbamazepine: Results of an Open Study. Biol Psychiatry 40:935-937

Ghaemi SN, Katzow JJ, Desai SP, Goodwin FK (1998) Gabapentin Treatment of Mood Disorders: A Preliminary Study. J Clin Psychiatry 59:426-429

Himmelhoch JM, Thase ME, Mallinger AG, Houck P (1991) Tranylcypromine Versus Imipramine in Anergic Bipolar Depression. Am J Psychiatry 148:910-916

Howland RH (1996) Induction of Mania With Serotonin Reuptake Inhibitors. J Clin Psychopharmacology 16:425-427

Krammlinger KG, Post RM (1989) The Addition of Lithium to Carbamazepine. Arch Gen Psychiatry 46:794-800

Potter WZ (1998) Bipolar Depression: Specific Treatments. J Clin Psychiatry 59 (suppl 18):30-36

Sachs GS, Laver B, Stoll AL, Banov M, Thibault AB, Tohen M, Rosenbaum JF (1994) A Double-Blind Trial of Bupropion Versus Desipramine for Bipolar Depression. J Clin Psychiatry 55:391-393

Solomon RL, Rich CL, Darko DF (1990) Antidepressant treatment and the occurrence of mania in bipolar patients admitted for depression. J of Affective Disorders 18:253-257

Stoll AL, Mayer PV, Kolbrener M, Goldstein E, Suplit B, Lucier J, Cohen BM, Tohen M (1994) Antidepressant-Associated Mania: A Controlled Comparison With Spontaneous Mania. Am J Psychiatry 151:1642-1645

Toutoungi M, Richard J (1991) Drug disposition and switch process: an attractive hypothesis. Eur Psychiatry 6:53-56

Wehr TA, Goodwin FK (1987) Can Antidepressants Cause Mania and Worsen the Course of Affective Illness? Am J Psychiatry 144:1403-1411

Young LT, Robb JC, Patelis-Siotis I, MacDonald C, Joffe RT (1997) Acute Treatment of Bipolar Depression with Gabapentin. Biol Psychiatry 42:851-853

Rapid Cycling

Bauer M, Whybrow PC (1990) Rapid Cycling Bipolar Affective Disorder – II Treatment of Refractory Rapid Cycling With High-Dose Levothyroxine: A Preliminary Study. Arch Gen Psychiatry 47:435-439

Calabrese JR, Woyshville MJ (1995) A medication algorithm for the treatment of bipolar rapid cycling? J Clin Psychiatry (suppl 3):11-18

Calabrese JR, Delucchi GA (1990) Spectrum of Efficacy of Valproate in 55 Patients With Rapid-Cycling Bipolar Disorder. Am J Psychiatry 147:431-434

Coryell W, Endicott J, Keller M (1992) Rapidly Cycling Affective Disorder – Demographics, Diagnosis, Family History, Course. Arch Gen Psychiatry 49:126-131

Fatemi SH, Rapport DJ, Calabrese JR, Thuras P (1997) Lamotrigine in Rapid-Cycling Bipolar Disorder. J Clin Psychiatry 58:522-527

Fujiwara Y, Honda T, Tanaka Y, Aoki S, Kuroda S (1998) Comparison of Early- and Late-Onset Rapid Cycling Affective Disorders: Clinical Course and Response to Pharmacotherapy. J Clin Psychopharmacology 18:282-288

Krüger S, Bräunig P, Young LT (1996) Biological Treatment of Rapid-Cycling Bipolar Disorder. Pharmacopsychiat 29:167-175

Leibenluft E (1997) Issues in the treatment of women with bipolar illness. J Clin Psychiatry 58 (suppl 15):5-18

Post RM (1992) Rapid cycling and depression. In: Montgomery SA et al (eds) Long term treatment of depression. John Wiley & Sons Ltd, pp 138-195

Bipolare Störung –
Erhaltungstherapie und Rezidivprophylaxe

Dardennes R, Even C, Bange F, Heim A (1995) Comparison of Carbamazepine and Lithium in the Prophylaxis of Bipolar Disorders – A Meta-analysis. British Journal of Psychiatry 166:378–381

Greil W, Ludwig-Mayerhofer W, Erazo N, Schöchlin C, Schmidt S, Engel RR, Czernik A, Giedke H, Müller-Oerlinghausen B, Osterheider M, Rudolf GA, Sauer H, Tegeler J, Wetterling T (1997) Lithium versus carbamazepine in the maintenance treatment of bipolar disorders – a randomised study. Journal of Affective Disorders 43:151–161

Greil W, Ludwig-Mayerhofer W, Erazo N, Engel RR, Czernik A, Giedke H, Müller-Oerlinghausen B, Osterheider M, Rudolf GA, Sauer H, Tegeler J, Wetterling T (1997) Lithium versus carbamazepine in the maintenance treatment of schizoaffective disorder: a randomised study. Eur Arch Psychiatry Clin Neurosci 247:42–50

Kishimoto A (1992) The Treatment of Affective Disorders with Carbamazepine: Prophylactic Synergism of Lithium and Carbamazepine Combination. Prog Neuro-Psychopharmacol Biol Psychiat 16:483–493

Post RM, Leverich GS, Rosoff AS, Altshuler LL (1998) Carbamazepine Prophylaxis in Refractory Affective Disorders: A Focus on Long-Term Follow-Up. J Clin Psychopharmacology 10:318–327

Shapiro PA, Quitkin FM, Fleiss JL (1989) Response to Maintenance Therapy in Bipolar Illness – Effect of Index Episode. Arch Gen Psychiatry 46:401–405

Solomon DA, Keitner GI, Miller IW, Shea MT, Keller MB (1995) Course of Illness and Maintenance Treatments for Patients with Bipolar Disorder. J Clin Psychiatry 56:5–13

Solomon DA, Keitner GI, Ryan CE, Miller IW (1998) Lithium plus Valproate as Maintenance Polypharmacy for Patients with Bipolar I Disorder: A Review. J Clin Psychopharmacology 18:38–49

Tondo L, Baldessarini RJ, Hennen J, Floris G (1998) Lithium Maintenance Treatment of Depression and Mania in Bipolar I and Bipolar II Disorders. J Clin Psychiatry 155:638–645

Walden J, Normann C, Langosch J, Berger M, Grunze H (1998) Differential treatment of bipolar disorder with old and new antiepileptic drugs. Neuropsychobiology 38:181–184

Walden J, Normann C, Langosch J, Erfurth A, Grunze H (1999) Valproinsäure in der Behandlung des manischen Syndroms und in der Prophylaxe bipolarer affektiver Erkrankungen. In: Krämer G, Walden J (eds) Valproinsäure. Springer Verlag, Berlin Heidelberg

Walden J, Normann C, Langosch J, Grunze H (1999) Wirksamkeitsprädiktoren für Phasenprophylaktika (Stimmungsstabilisierer) bei bipolaren affektiven Erkrankungen. Fortschritte der Neurologie und Psychiatrie 67:1–6

Lithiumtherapie – Allgemeine Übersichten

Baldessarini RJ, Tondo L, Faedda GL, Suppes TR, Floris G, Rudas N (1996) Effects of the Rate of Discontinuing Lithium Maintenance Treatment in Bipolar Disorders. J Clin Psychiatry 57:441–448

Baldessarini RJ, Tondo L, Floris G, Rudas N (1997) Reduced Morbidity After Gradual Discontinuation of Lithium Treatment for Bipolar I and II Disorders: A Replication Study. Am J Psychiatry 154:551–553

Berghöfer A, Kossmann B, Müller-Oerlinghausen B (1996) Course of illness and pattern of recurrences in patients with affective disorders during long-term lithium prophylaxis: a retrospective analysis over 15 years. Acta Psychiatr Scand 93:349–354

Bowden CL (1998) Key Treatment Studies of Lithium in Manic-Depressive Illness: Efficacy and Side Effects. J Clin Psychiatry 59 (suppl 6):13–19

Clinton DK (1998) The Ups and Downs of Oral Lithium Dosing. J Clin Psychiatry 59 (suppl 6):21–26

Dunner DL (1998) Lithium Carbonate: Maintenance Studies and Consequences of Withdrawal. J Clin Psychiatry 59 (suppl 6):48–55

Faedda GL, Tondo L, Baldessarini RJ, Suppes T, Tohen M (1993) Outcome After Rapid vs Gradual Discontinuation of Lithium Treatment in Bipolar Disorders. Arch Gen Psychiatry 50:448–455

Ghadirian AM, Annable L, Bélanger MC (1992) Lithium, Benzodiazepines, Sexual Function in Bipolar Patients. Am J Psychiatry 149:801–805

Keller MB, Lavori PW, Kane JM, Gelenberg AJ, Rosenbaum JF, Walzer EA, Baker LA (1992) Subsyndromal Symptoms in Bipolar Disorder – A Comparison of Standard and Low Serum Levels of Lithium. Arch Gen Psychiatry 49:371–376

Klein E, Lavie P, Meiraz R, Sadeh A, Lenox RH (1992) Increased Motor Activity and Recurrent Manic Episodes: Predictors of Rapid Relapse in Remitted Bipolar Disorder Patients after Lithium Discontinuation. Biol Psychiatry 31:279–284

Maj M, Pirozzi R, Magliano L (1996) Late non-response to lithium prophylaxis in bipolar patients: prevalence and predictors. Journal of Affective Disorders 39:39–42

Maj M, Pirozza R, Magliano L, Bartoli L (1998) Long-Term Outcome of Lithium Prophylaxis in Bipolar Disorder: A 5-Year prospective Study of 402 Patients at a Lithium Clinic. Am J Psychiatry 155:30–35

Nemeroff CB (1998) Lithium in the Treatment of Manic-Dpressive Illness: An Update. J Clin Psychiatry 59 (suppl 6):3–4

Peselow ED, Fieve RR, Difiglia C, Sanfilipo MP (1994) Lithium Prophylaxis of Bipolar Illness – The Value of Combination Treatment. British Journal of Psychiatry 164:208–214

Solomon DA, Ristow WR, Keller MB, Kane JM, Gelenberg AJ, Rosenbaum JF, Warshaw MG (1996) Serum Lithium Levels and Psychosocial Function in Patients With Bipolar I Disorder. Am J Psychiatry 153:1301–1307

Suppes T, Baldessarini RJ, Faedda GL, Tohen M (1991) Risk of Recurrence Following Discontinuation of Lithium Treatment in Bipolar Disorder. Arch Gen Psychiatry 48:1082–1088

Tueth MJ, Murphy TK, Evans DL (1998) Special Considerations: Use of Lithium in Children, Adolescents, Elderly Populations. J Clin Psychiatry 59:66–73

Lithium: Effekte in Schwangerschaft und Stillzeit

Cohen LS, Friedman JM, Jefferson JW, Johnson EM, Weiner ML (1994) A Reevaluation of Risk of In Utero Exposure to Lithium. JAMA 271:146–150

Jacobson SJ, Jones K, Johnson K, Ceolin L, Kaur P, Sahn D, Donnenfeld AE, Rieder M, Santelli R, Smythe J, Pastuszak A, Einarson T Koren (1992) Prospective multicentre study pregnancy outcome after lithium exposure during first trimester. Lancet 339:530–533

Llewellyn A, Stowe ZN, Strader JR (1998) The Use of Lithium and Management of Women With Bipolar Disorder During Pregnancy and Lactation. J Clin Psychiatry 59 (suppl 6):57–64

Troyer WA, Pereira GR, Lannon RA, Belik J, Yoder MC (1993) Association of Maternal Lithium Exposure and Premature Delivery. Journal of Perinatology 13 (No 2):123–127

Lithium und Mortalität (Suizid und kardiovaskuläre Mortalität)

Anonymous (1991) Reduced Mortality of Manic-Depressive Patients in Longterm Lithium Treatment: An International Collaborative Study by IGSLI. Psychiatry Research 36:329–331

Ahrens B, Müller-Oerlinghausen B, Grof P (1993) Length of Lithium Treatment Needed to Eliminate the High Mortality of Affective Disorders. British Journal of Psychiatry 163:27–29

Ahrens B, Müller-Oerlinghausen B, Schou M, Wolf T, Alda M, Grof E, Grof P, Lenz G, Simhandl C, Thau K, Vestergaard P, Wolf R, Möller HJ (1995) Excess cardiovascular and suicide mortality of affective disorders may be reduced by lithium prophylaxis. Journal of Affective Disorders 33:67–75

Coppen A, Standish-Barry H, Bailey J, Houston G, Silcocks P, Hermon C (1991) Does lithium reduce the mortality of recurrent mood disorders? Journal of Affective Disorders 23:1–7

Coppen A (1994) Depression as a Lethal Disease: Prevention Strategies. J Clin Psychiatry 55 (suppl 4):37-45

Müller-Oerlinghausen B, Müser-Causemann B, Volk J (1992) Suicides and parasuicides in a high-risk patient group on and off lithium long-term medication. Journal of Affective Disorders 25:261-270

Müller-Oerlinghausen B, Wolf T, Ahrens B, Schou M, Grof E, Grof P, Lenz G, Simhandl C, Thau K, Wolf R (1994) Mortality during initial and during later lithium treatment – a collaborative study by the International Group for the Study of Lithium-treated Patients. Acta Psychiatr Scand 90:295-297

Müser-Causemann B, Ahrens B, Grof E, Grof P, Lenz G, Schou M, Simhandl C, Thau K, Volk J, Wolf R, Wolf T (1992) The effect of long term lithium treatment on the mortality of patients with manic-depressive and schizoaffective illness. Acta Psychiatr Scand 86:218-222

Thies-Flechtner K, Selbert W, Walther A, Greil W, Müller-Oerlinghausen B (1994) Suizide bei rezidivprophylaktisch behandelten Patienten mit affektiven Psychosen. In: Müller-Oerlinghausen B, Berghöfer A (Hrsg) Ziele und Ergebnisse der medikamentösen Prophylaxe affektiver Psychosen. Georg Thieme Verlag, Stuttgart New York, S 61-63

Thies-Flechtner K, Müller-Oerlinghausen B, Selbert W, Walther A, Greil W (1996) Effect of Prophylactic Treatment on Suicide Risk in Patients with Major Affective Disorders. Pharmacopsychiat 29:103-107

Tondo L, Baldessarini RJ, Hennen J, Cianfranco F, Silvetti F, Tohen M (1998) Lithium Treatment and Risk of Suicidal Behavior in Bipolar Disorder Patients. J Clin Psychiatry 59:405-414

Wolf T, Müller-Oerlinghausen B, Ahrens B, Grof P, Schou M, Felber W, Grof E, Lenz G, Nilsson A, Simhandl C, Thau K, Vestergaard P, Wolf R (1996) How to interpret findings on mortality of long-term lithium treated manic-depressive patients?! – Critique of different methodological approaches. Journal of Affective Disorders 39:127-132

Bipolare Störungen: Psychotherapie – Soziale Rhythmen – Psychosoziale Interventionen

Brown LF, Reynolds CF, Monk TH, Prigerson HG, Dew MA, Houck PR, Mazumdar S, Buysse DJ, Hoch CC, Kupfer DJ (1996) Social rhythm stability following late-life spousal bereavement: associations with depression and sleep impairment. Psychiatry Research 62:161-169

Frank E, Hlastala S, Ritenour A, Houck P, Tu XM, Monk TH, Mallinger AG, Kupfer DJ (1997) Inducing Lifestyle Regularity in Recovering Bipolar Disorder Patients: Results from the Maintenance Therapies in Bipolar Disorder Protocol. Biol Psychiatry 41:1165-1173

Miklowitz DJ, Goldstein MJ, Nuechterlein KH, Snyder KS, Mintz J (1988) Family Factors and the Course of Bipolar Affective Disorder. Arch Gen Psychiatry 45:225–231

Miklowitz DJ, Goldstein MJ (1990) Behavioral Family Treatment for Patients With Bipolar Affective Disorder. Behavior Modification 14:457–489

Parikh VS, Kusumakar V v, Haslam DR, Matte R, Sharma V, Yatham LN (1997) Psychosocial Interventions as an Adjunct to Pharmacotherapy in Bipolar Disorder. Can J Psychiatry 42 (suppl 2):74s–78s

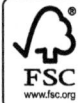

MIX
Papier aus verantwortungsvollen Quellen
Paper from responsible sources
FSC® C105338

If you have any concerns about our products,
you can contact us on
ProductSafety@springernature.com

In case Publisher is established outside the EU,
the EU authorized representative is:
**Springer Nature Customer Service Center GmbH
Europaplatz 3, 69115 Heidelberg, Germany**

Printed by Libri Plureos GmbH
in Hamburg, Germany